ERGEBNISSE DER INNEREN MEDIZIN UND KINDERHEILKUNDE

HERAUSGEGEBEN VON

F. KRAUS, O. MINKOWSKI, FR. MÜLLER, H. SAHLI,
A. CZERNY, O. HEUBNER

REDIGIERT VON

TH. BRUGSCH, L. LANGSTEIN, ERICH MEYER, A. SCHITTENHELM
BERLIN   BERLIN   STRASSBURG   KÖNIGSBERG

Sonderabdruck aus Band XIII.

Hans Kehr:
Über einige zur Zeit besonders „aktuelle" Streitfragen
aus dem Gebiete der Cholelithiasis.

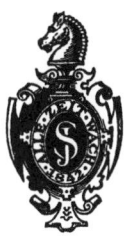

Springer-Verlag Berlin Heidelberg GmbH
1914

ISBN 978-3-662-37470-2   ISBN 978-3-662-38235-6 (eBook)
DOI 10.1007/978-3-662-38235-6

Ergebnisse der inneren Medizin und Kinderheilkunde.

Inhalt des XIII. Bandes.

IV u. 712 S. gr. 8⁰. Preis M. 24,—; in Halbleder gebunden M. 26,60.

Über die Bildung der Harn- und Gallensteine. Von Professor Dr. L. Lichtwitz. (Mit 18 Abbildungen im Text und auf 8 Tafeln.)
Fettleibigkeit und Entfettungskuren. Von Geheimrat Professor Dr. M. Matthes.
Die entzündlichen Pleuraergüsse im Alter. Von Professor Dr. Hermann Schlesinger.
Die interne Therapie des Ulcus ventriculi. Von Privatdozent Dr. Walter Zweig.
Über einige zur Zeit besonders „aktuelle" Streitfragen aus dem Gebiete der Cholelithiasis. Von Geheimem Sanitätsrat Professor Dr. Hans Kehr.
Die Beeinflussung der Darmmotilität durch Abführ- und Stopfmittel. Von Dr. S. Lang.
Zur Frage der Entstehung diphtherischer Zirkulationsstörungen. Von Dr. W. Siebert. (Mit 3 Abbildungen.)
Über Infektion und Immunität beim Neugeborenen. Von Dr. Franz v. Groër und Dr. Karl Kassowitz.
Der bösartige Symptomenkomplex beim Scharlach. Von Professor Dr. V. Hutinel. (Mit 7 Abbildungen.)
Die Prognose und Therapie der Lues congenita. Von Dr. Ernst Welde.
Katheterismus des Duodenums von Säuglingen. Von Dr. Alfred F. Hess. (Mit 8 Abbildungen.)
Die verschiedenen Melaenaformen im Säuglingsalter. Von Dr. A. Ritter v. Reuss.
Rachitis tarda. Von Prof. Dr. Emil Wieland.
Autoren-, Sach- und Generalregister.

Inhalt des XII. Bandes.

IV u. 990 S. gr. 8⁰. Preis M. 34,—; in Halbleder geb. M. 36,60.

Opsonine und Vaccination. Von Privatdozent Dr. A. Böhme. (Mit 26 Abbildungen.)
Diagnose und Prognose der angeborenen Herzfehler. Von Dr. M. Abelmann.
Das Problem der Übertragung der angeborenen Syphilis. Von Professor Dr. Hans Rietschel.
Über interlobäre Pleuritis. Von Prrivatdozent Dr. Hans Dietlen. (Mit 20 Abbildungen im Text und 2 Tafeln.)
Pathogenese und Klassifikation der milchartigen Ergüsse. Von Dr. S. Gandin.
Über Relaxatio diaphragmatica (Eventratio diaphragmatica). Von Dr. Johannes Bergmann.
Ergebnisse und Richtlinien der Epilepsietherapie, insbesondere d. Brombehandlung in Verbindung mit salzarmer Kost. Von Dr. A. Ulrich.
Die Beziehungen der Menstruation zu allgemeinen und organischen Erkrankungen. Von Prof. Dr. G. Schickele. (Mit 23 Abbildg.)
Über pathologischen Blutzerfall. Von Privatdozent Dr. W. Meyerstein.
Wesen und Gang der tuberkulösen Infektion bei Entstehung der menschlichen Lungenphthise. Von Privatdozent Dr. A. Bacmeister.
Der Harn des Säuglings. Von Dr. Ernst Mayerhofer.
Das Erythema nodosum. Von Oberarzt Dr. C. Hegler. (Mit 8 Abbildungen im Text und einer Tafel.)
Die Pathologie der Blutgerinnung und ihre klinische Bedeutung. Von Privatdozent Dr. Herm. Küster.
Die Lehre vom Urobilin. Von Privatdozent Dr. Friedr. Meyer-Betz.
Die Albuminurie. Von Privatdozent Dr. Ludwig Jehle. (Mit 32 Abbildungen im Text und einer Tafel.)
Über Ernährungskuren bei Unterernährungszuständen und die Lenhartzsche Ernährungskur. Von Oberarzt Dr. K. Kissling. (Mit 17 Abbildungen.)
Autoren-, Sach- und Generalregister.

Inhalt des XI. Bandes.

IV u. 847 S. gr. 8⁰. Preis M. 32,—; in Halbleder gebunden M. 34,60.

Die Entstehung des Gallensteinleidens. Von Privatdozent Dr. A. Bacmeister. (Mit 4 Abbildungen und 1 Tafel.)
Der respiratorische Gaswechsel im Säuglingsalter. Von Dr. Albert Niemann.
Das Höhenklima als therapeutischer Faktor. Von Privatdozent Dr. Carl Stäubli.
Organische und anorganische Phosphate im Stoffwechsel. Von Dr. Paul Grosser.
Ergebnisse und Probleme der Typhusforschung. Von Stabsarzt Dr. W. Fornet. (Mit 4 Abbildungen.)
Die anatomischen und röntgenologischen Grundlagen für die Diagnostik der Bronchialdrüsentuberkulose beim Kinde. Von Prof. Dr. St. Engel. (Mit 26 Abbildungen und 5 Tafeln.)
Einige neuere Anschauungen über Blutregeneration. Von Prof. Dr. P. Morawitz.
Der Mechanismus der Herzaktion im Kindesalter, seine Physiologie und Pathologie. Von Dr. Adolf F. Hecht. (Mit 2 Abbildungen und 110 Kurven auf Tafeln.)
Symptomatologie und Therapie des Coma diabeticum. Von Privatdozent Dr. L. Blum.
Einrichtungen zur Verhütung der Übertragungen von Infektionskrankheiten in Kinderspitälern und ihre Beurteilung nach den bisher vorliegenden experimentellen Untersuchungen. Von Stabsarzt Dr. Otto Hornemann und Dr. Anna Müller.
Die Pathogenese der Lichtentzündung der Haut. Von Prof. Dr. A. Jesionek.
Die Nebenschilddrüsen. Von Prof. Dr. W. G. Mac Callum.
Das Empyem im Säuglingsalter. Von Dr. Fritz Zybell. (Mit 1 Abbildung.)
Symptomatologie und Pathogenese der Schwindelzustände. Von Professor Dr. M. Rosenfeld.
Über Wachstum, C. Dritter Teil: Das Längenwachstum des Menschen und die Gliederung des menschlichen Körpers. Von Privatdozent Dr. Hans Friedenthal. (Mit 21 Abb.)
Dauerträger und Dauerträgerbehandlung bei Diphtherie. Von Prof. Dr. W. Weichardt und Martin Pape.
Autoren-, Sach- und Genralregister.

Inhalt der früheren Bände siehe 3. und 4. Umschlagseite.

V. Über einige zurzeit besonders „aktuelle" Streitfragen aus dem Gebiete der Cholelithiasis.

Von

Hans Kehr-Berlin.

Literatur.

Ich beschränke mich auf die Angabe der Arbeiten solcher Autoren, deren Namen im folgenden Referat genannt werden. Ausführliche Literaturangaben, 90 Druckseiten einnehmend, finden sich in meiner Chirurgie der Gallenwege, Neue deutsche Chirurgie. Stuttgart 1913, Ferd. Enke.

Aoyama, Zur Frage der Cholelithiasis. Zieglers Beitr. z. Path. u. path. Anat. 57. 1913. Heft 1.
Aschoff, Wie entstehen die reinen Cholesterinsteine? Münchner med. Wochenschr. 1913. Nr. 32.
— und Bacmeister, Die Cholelithiasis. Jena 1909.
Bacmeister, Die Entstehung des Gallensteinleidens. Diese Ergebnisse. 11. S. 1. (Ausführliche Literatur.)
Báron, Beitr. z. Path. der Cholelithiasis. v. Bruns Beiträge. 77. 1912.
Berg, John, Beitrag zur Frage des Hydrops des gesamten Gallensystems. Grenzgeb. d. Med. u. Chir. 24. S. 270.
Bernard, Claude, zit. nach Hammarsten. Phys. Chem. 3. Aufl. 1895. S. 275.
Bertog, Beitrag zur Frage der Entstehung der sog. weißen Galle usw. Grenzgeb. d. Med. u. Chir. 26. S. 49.
Bickel, Internat. Beitr. z. Therap. u. Path. d. Ernährungstörungen. 1. 1909. Heft 1.
Billard et Cavalie, Sur l'influence de la densité de la vesiculaire sur l'excrétion par le canal cholédoque. Compt. rend. Soc. biol. à Paris. 1900. S. 595 u. 625
— — L'absorption par la vésicule biliaire. Ebenda. S. 780.
Binda, Contributo allo studio clinico dei tumori papillari e juxtapapillari del duodeno. Gaz. med. ital. 64. 1913. S. 61 bis 73.
Breton, Bruyant et Mezie, Elimination par la bile de microbes introduits dans le tube digestiv. Compt. rend. de Biol. 1912. S. 12.
Brunner, Der Hydrops und das Empyem der Gallenwege beim chron. Choledochusverschluß. Deutsche Zeitschr. f. Chir. 3. S. 344.
Bruns, Arch. d. Scienc. bil. 8. 1899. S. 97.
Case, James, Roentgenoscopy of the liver and biliary passages with special reference to gall-stones. Journ. of Amer. Med. Assoc. 61. 1913. Nr. 12.
Clairmont und v. Haberer, Gallige Peritonitis ohne Perforation der Gallenwege. Grenzgeb. d. Med. u. Chir. 22. Heft 1.
Cotte et Arnaud, Traitement des perforations biliaires en plein peritoine. Rev. de Chir. 10. März 1911.
Dastres, Du rôle de la bile dans la digestion des matières grasses. Compt. rend. Soc. biol. à Paris. Dezember 1887.
Delezenne, L'action favorisante de la bile sur le suc panc. etc. Ebenda. 54. 1902. S. 392.

Doberauer, Über gallige Peritonitis ohne Perforation der Gallenwege. Grenzgeb. d. Med. u. Chir. 24. Heft 2.

Ewald, Moderne ärztl. Bibliothek. 1904. Nr. 9.

Favreul, La péritonite biliaire sans perforation des voies biliaires. Rev. franç. de med. et de chir. 1913. Jahrg. 10. Nr. 14. S. 217 bis 219.

Flörken, Gallenblasenregeneration mit Steinrezidiv nach Cholecystektomie. Deutsche Zeitschr. f. Chir. 113. S. 604.

Gale, An etiological factor in gall-bladder disease. Old Dominion journal of med. a. surg. 16. 1913. Nr. 5. S. 232.

Glaser, Wiener med. Wochenschr. 1905. Nr. 28 bis 31.

Goldmann, Zur Frage der rückläufigen Bewegung in röhrenförmigen Gangsystemen. Münchner med. Wochenschr. 1912. S. 629.

Haberer, Experimentelle Untersuchung über das Vorhandensein des Cysticusstumpfes nach der Cholecystektomie. 33. Kongr. d. Deutsch. Gesellsch. f. Chir. 1904.

Hammarsten, Über den Einfluß der Galle auf die Magenverdauung. Pflügers Arch. 3. 1870. S. 53.

— Zur Kenntnis der Lebergalle des Menschen. Nova acta Reg. Soc. Scient., Upsala. 16. 1894.

v. Hansemann, Die Lösungsmöglichkeit der Gallensteine. Virchows Arch. 212. 1913. Heft 1.

Heidenhain, Indikationsstellung beim akuten Steinverschluß des Choledochus. Mittelrhein. Chir.-Vereinigung. 1912. Nr. 16. Referat: Zentralbl. f. Chir. 1913. Nr. 3.

van Hengel, Klinische en praefonder vindelijke studie over cholecystektomie. Dissertation Utrecht.

Hirokawa, Über den Keimgehalt der menschlichen Galle. Zeitschr. f. Bakteriol. 53. 1910.

Hohlweg, Über Störungen der Salzsäureabscheidung des Magens bei Erkrankung und nach Exstirpation der Gallenblase. Deutsch. Arch. f. klin. Med. 108. S. 255.

— Verhandlungen des Deutschen Kongresses für innere Medizin 1912.

Holland, Thurstan, On gall-stones. Arch. of the Röntgen-ray. 152. 1913. S. 374 bis 377.

Hugel, Über mikroskopische Perforation der Gallenblase. Verein bayr. Chir. 1912.

Hutchinson, Is the gall-bladder as useless as it is dangerous. Med. vet. 1906. Nr. 16.

Jaboulay, De la teinture d'iode avec la gaze blanche l'alcool et l'eau. Application à la bile blanche dans certaines cancers des voies biliaires. Lyon méd. 1911. Nr. 49.

Jangeas, Radioskopie examination of the liver. Arch. of the Röntgen-ray. 1913. Nr. 156. S. 48 bis 52.

Johannson, Sven, Contribution à l'étude de la périhépatite bilieuse. Rev. de chir. 32. Nr. 12.

Kausch, Der Hydrops des gesamten Gallensystems bei chronischem Choledochusverschluß usw. Grenzgeb. d. Med. u. Chir. 23. Heft 1.

Kehr, Praxis der Gallenwegechirurgie in Wort und Bild. 2 Bde. München 1913.

— Chirurgie der Gallenwege. Stuttgart 1913.

Konjetzny, Pathologische Anatomie und Physiologie der Gallenblase usw. Ergebnisse d. Path. v. Ostertag-Lubarsch. 14. 2. 1910. S. 712.

Körte, Beiträge zur Chirurgie der Gallenwege und der Leber. Berlin 1905.

Langenbuch, Chirurgie der Leber und der Gallenblase. Deutsche Chir. 1897.

Lewin, Über den Einfluß der Galle und des Pankreassaftes auf die Fettresorption im Dünndarm. Pflügers Arch. 63. S. 171.

Magnus, Med. Klin. 1913. Nr. 27.

— Die Wirkung synthetischer Gallensäure auf die pankreatische Fettspaltung. Zeitschr. f. phys. Chem. 48. S. 376.

Miyake, Statistische, klinische und chemische Studien zur Ätiologie der Gallensteine, mit besonderer Berücksichtigung der japanischen und deutschen Verhältnisse. Arch. f. klin. Chir. **1**. Heft 1. S. 54.

Moynihan, An Adress on gall-stones. Brit. Med. Journal. 1913. S. 8 bis 11.

Munk, Über die Resorption von Fetten und festen Fettsäuren nach Ausschluß der Galle vom Darmkanal. Virchows Arch. **122**. S. 302, Lit.

Nasse, Über Experimente an der Leber und den Gallenwegen. Arch. f. klin. Chir. **48**. 1884. S. 885, u. 23. Kongr. d. Deutsch. Gesellsch. f. Chir.

Nauwerck und Lübke, Gibt es eine gallige Peritonitis ohne Perforation der Gallenwege? Berliner klin. Wochenschr. 1913. Nr. 14.

Oddi, Effetti dell'estirpazione della cist. fellea. Bull. d. sc. med. Bologna. 1888. Heft 3 u. 4. Ref. Zentralbl. f. Chir. **16**. 1889. S. 140.

Ohly, Deutsche med. Wochenschr. 1913. Nr. 29.

Pel, Die Krankheiten der Leber, der Gallenwege und der Pfortader. Jena 1909.

Rachford and Southgate, Influence of bile on the proteolytic action of pancreatic juice. Med. Rec. Dez. 1895.

Rosenberg, Über die Beziehungen zwischen Galle und Eiweißverdauung. Arch. f. Physiol. 1901. S. 528.

— Über den Einfluß der Gallenblasenexstirpation auf die Verdauung. Pflügers Arch. **53**. 1893. S. 388.

Rost, Die funktionelle Bedeutung der Gallenblase usw. Grenzgeb. d. Med. u. Chir. **26**. 1913. Heft 5.

Sasse, Über Choledocho-Duodenostomie. Arch. f. klin. Chir. **100**. 1913.

Schievelbein, Über gallige Peritonitis ohne Perforation der Gallenwege. v. Bruns Beitr. **71**. Heft 2.

Sick und Fränkel, Ein Beitrag zur sog. galligen Peritonitis. v. Bruns, Beitr. z. klin. Chir. **85**. Heft 3. S. 687.

Sotti und Torri, Richerche sperimentali sulla colelithiasi. Sperimentale Ag. **67**. 1913. Nr. 4. Suppl. S. 72 bis 78.

von Stubenrauch, Die Regeneration der Gallenblase nach partieller Cholecystektomie. Arch. f. klin. Chir. **82**. S. 607.

Thöle, Chirurgie der Lebergeschwülste. Neue deutsche Chir. Stuttgart 1913.

Vogel, Über gallige Peritonitis. Wiener klin. Wochenschr. 1913. Nr. 28.

de Voogt, De gevolgen van de wegneming d. gallblaas. Nederl. Tijdsch. voor Geneeskunde. 1898. Tweede Deel. Nr. 7. S. 236.

Warthon, A case of acute cholecystitis following acute appendicitis. Transact. of the amer. surg. assoc. **27**. 1909.

Wolff, Beitrag zur galligen Peritonitis ohne Perforation der Gallenwege. Berliner klin. Wochenschr. 1912. Nr. 50.

Zellweger, Helene, Die Bedeutung des Lymphatismus usw. für Gallensteinbildung. Zeitschr. f. angew. Anat. **1**. 1913. Heft 1. S. 75 bis 96.

Ich lege den folgenden Betrachtungen zunächst ein Referat zugrunde, das die Münchner med. Wochenschr. in Nr. 31 1913 über eine Arbeit Sir Berkeley Moynihans brachte:

Ich bemerke, wenn auch im Kleindruck, so doch mit besonderem Nachdruck, daß ich die Originalarbeit Moynihans — sie steht im Brit. Med. Journal 1913 — nicht studiert habe, aus dem einfachen Grunde nicht, weil ich die englische Sprache nicht genügend beherrsche. Aber ich nehme an, daß der Herr Referent der Münchner med. Wochenschr. die Ansichten Moynihans richtig wiedergegeben hat. Daß das in der Tat der Fall ist, geht daraus hervor, daß Joseph-Berlin im Zentralbl. f. d. gesamte Chirurgie u. ihre Grenzgebiete. **1**. Heft 2. S. 78 in ganz ähnlicher Weise die Arbeit Moynihans: An adress on gall stones referiert hat.

Das Referat in der Münchner med. Wochenschr. hat folgenden Wortlaut:

„Die Cholelithiasis beruht nach Moynihan immer auf einer Infektion der Gallenblase vom Darme aus. Am häufigsten sind Typhus-Kolibacillen und Pneumokokken. Eine symptomlos oder latent verlaufende Cholelithiasis gibt es nicht. Dem akuten Anfalle gehen ausnahmslos dyseptische Beschwerden voraus. Gastrische Beschwerden sind überhaupt bei der Mehrzahl aller Fälle nicht symptomatisch für organische Läsionen im Magen, sondern für solche in andern Organen (Gallenblase, Duodenum, Appendix). Der Magen liefert nämlich, als das sensitivste Organ, die ersten Gefahrsignale bei solchen Fällen. Die medizinische und Bäderbehandlung der Cholelithiasis ist zu verwerfen. Gallensteine erfordern immer einen chirurgischen Eingriff. Die Frage, ob Cholecystotomie oder -ektomie am Platze ist, wird verschieden beantwortet. Moynihan bevorzugt erstere und glaubt, daß bei frühzeitiger Diagnose, wenn die Gallenblase noch keine schweren Veränderungen aufweist und der Duct. cyst. frei ist, die Eröffnung und Drainage des Organs zum Ziele führen. Die Ektomie wird am Kontinent vorgezogen, da man viel später operiert (Schwierigkeit der Frühdiagnose). Moynihan selbst entfernt die Gallenblase nur dann, wenn so schwere Läsionen vorliegen, daß sie völlig funktionsuntüchtig geworden ist, bei Strikturen im Cysticus, bei Schleimhautgeschwüren und bei der sog. „Erdbeeren"-Gallenblase, einer Erkrankung der Mucosa, die er im Verein mit amerikanischen Chirurgen zum ersten Male beschrieben hat."

Aus diesem Referat geht zunächst hervor, daß der englische Chirurg die Forschungen Aschoffs und Bacmeisters über die Entstehung der Gallensteine nicht anerkennt.

Bacmeister hat erst kürzlich in diesen Ergebnissen ausführlich die verschiedenen Entstehungsursachen der Gallensteine besprochen und auseinandergesetzt, daß eine bestimmte Steinart nicht auf eine Infektion zurückzuführen ist: das ist der radiäre Cholesterinstein.

Die übrigen Steine, der Kombinationsstein, der Bilirubinkalkstein, verdanken ihre Entstehung der Infektion.

Aschoffs und Bacmeisters überzeugende Darlegungen decken sich so vollständig mit den von mir am Operationstisch gemachten Erfahrungen, daß ich von der Richtigkeit ihrer Untersuchungen völlig überzeugt bin.

Auch ist es nicht richtig, wenn, wie das Referat angibt, nach Moynihan die Infektion immer vom Darm hochsteigt. Die descendierende hämatogene Infektion ist vielleicht häufiger und für den Typhusbacillus sichergestellt. Wer sich genauer in der Frage, auf welchem Wege die Infektion der Gallenwege erfolgt, unterrichten will, dem empfehle ich das Studium der Arbeiten von Breton, Warthon, Goldmann, Miyake, Báron, Hirokawa u. a.

Auffallend — auch in meinem Material — ist das gleichzeitige Vorkommen von Cholecystitis und Appendicitis. Es ist schwer zu entscheiden, welche Krankheit zuerst da war, oder ob beide auf descendierendem oder ascendierendem Weg zu gleicher Zeit enstanden sind.

Ich überlasse die Entscheidung dieser strittigen Frage Berufeneren. Wenn die Herkunft des radiären Cholesterinsteins nach den Ansichten Aschoffs und Bacmeisters lediglich auf eine einfache Stauung in steriler Galle zurückzuführen ist, so ist es erklärlich, daß besonders die Gravidität und das Korsett bei der Entstehung des radiären Steines eine Rolle spielen müssen.

Nach Herter soll die Nephritis und der Diabetes, nach Benecke die Atherosklerose, nach Murchison und Biernacki die harnsaure Diathese eine ätiologische Rolle bei der Cholelithiasis spielen. Besonders neigen fette Leute zur Gallensteinbildung.

Sotti und Torri ermittelten, daß Erkrankungen der Milz für die Entstehung von Gallensteinen in Betracht kamen: sie unterbanden Kaninchen den D. choledochus und exstirpierten die Milz. Dabei beobachteten sie ein gehäuftes Auftreten von Gallensteinen, während Kontrolltiere die Steinbildung nicht zeigten.

Gale hält Hämorrhoiden für eine wichtige Ursache für die Entstehung einer Cholecystitis, indem Entzündungserreger vom Rectum aus durch die Vv. haemorrhoidal. sup., die Pfortader nach der Leber und der Gallenblase transportiert werden. Für diese Ansicht bringt er einen Fall bei.

Woran die Hämorrhoiden nicht alles schuld sein sollen? Ist es nicht einfacher, wenn man dis Stauung für die gleichzeitige Entstehung einer Cholecystitis und Hämorrhoidenbildung in Anspruch nimmt?

Helene Zellweger hat aus den Sektionsprotokollen von 1909 bis 1912 die Fälle von Cholelithiasis auf ihr Verhalten zu Atherom, Adipositas, Tuberkulose, Tumoren, kolloider Entartung der Schilddrüse, besonders aber das Verhalten des lymphatischen Apparates dabei geprüft. Es sind 255 Gallensteinfälle, davon 194 (67 Proz.) weiblichen, 61 (24 Proz.) männlichen Geschlechtes. Zellweger fand 86 Fälle (33,7 Proz.) mit Lymphatismus im Sinne Bartels. In bezug auf Adipositas fanden sich 87 Fälle in gutem Ernährungszustand, davon 14 mit Adipositas universalis. Von Atheromatose der Gefäße wurden gefunden 113 Fälle geringen, 96 mittleren und hohen Grades. Von den anderen ätiologischen Faktoren scheint guter Ernährungszustand zu Cholelithiasis zu disponieren. Auffallend ist das häufige Zusammentreffen von Tumoren und Gallensteinen, ebenso die relativ seltene Kombination mit Tuberkulose.

Miyake hat nachgewiesen, daß bei den japanischen Frauen, die ebenso oft in „andere Umstände" kommen wie die deutschen Frauen, viel seltener Gallensteine vorkommen und glaubt das besonders darauf zurückzuführen, daß das Korsett in Japan ein unbekanntes Kleidungsstück ist.

Obwohl ich in der Chirurgie der Gallenwege (Neue deutsche Chirurgie) die Arbeit Miyakes genügend gewürdigt habe, will ich doch hier wiederholen, was ich dort gesagt habe, da ich kaum glaube, daß viele Interne meine in erster Linie für die Chirurgen bestimmte Arbeit zu Gesicht bekommen.

Miyake hat nachgewiesen, daß in Deutschland bei 6,94 Proz. Leichen Steine gefunden werden (Minimum 4,4 Proz. Göttinger Klinik, Maximum 12 Proz. Straßburger Statistik), daß aber in Japan nur in 3,05 Proz. Steine nachgewiesen werden (bei 8406 Fällen 257 mal). Das Verhältnis der Männer zu den Frauen ist in Japan 2 : 3.

Miyake möchte weniger der Schwangerschaft die Schuld an der Häufigkeit der Cholelithiasis beimessen, als dem Korsett. Weil japanische Frauen kein Korsett tragen, bekommen sie auch nicht allzu häufig Gallensteine. Auch die Lebensweise der Japaner ist anders wie die der Deutschen. Diese huldigen mehr der Eiweiß- und Fettnahrung, während jene mehr vegetarisch leben. Der Cholesteringehalt der japanischen Galle ist geringer wie die der Deutschen. Miyake spricht die Vermutung aus, daß der auffallend niedrige Gehalt an Gallensäuresalzen in der Galle der Japaner, die Naunyn, Thudichum u. a. als wesentliches Lösungsmittel des Cholesterins in der Galle [erklären, die Ursache des niedrigen Gehalts an Cholesterin ist.

Besonders bemerkenswert ist die Häufigkeit, mit der Miyake Bakterien im Gallenblaseninhalt vorfand. Ich habe in verschiedenen Arbeiten das Fehlen der Bakterien in exstirpierten Gallenblasen so erklärt: Jede Cholecystitis ist bakteriellen Ursprungs. Aber wenn man im Intervall operiert, so findet man keine Bakterien und muß annehmen, daß diese inzwischen zugrunde gegangen sind. Trotzdem war die Cholecystitis eine infektiöse und keine Perixenitis. Körte fand die Galle in 76 Fällen 66 mal infiziert, 10 mal (13 Proz.) steril. Goldammer unter 28 Fällen 21 Infektionen, Hartmann unter 34 Fällen nur 1 mal Sterilität, Rimann dagegen unter 58 Fällen 44 mal Sterilität (75 Proz.). Miyake ist der Ansicht, daß eine so große Sterilität wie 75 Proz. im wesentlichen auf technische Fehler zurückzuführen sei. Bekanntlich üben die Alkalescenz, die Natur des Peptons, die Temperatur des flüssig gemachten Nährbodens und die sonstigen Momente bei den Nährmedien keinen geringen Einfluß auf die Entwicklung der Bakterien aus. Die in ihrer Virulenz abgeschwächten bzw. degenerierten Bakterien, wie sie in dem Gallenblaseninhalt im freien Intervall, wo mehrere Wochen oder Monate seit dem Anfalle verstrichen sind, angetroffen werden, gedeihen sehr schlecht auf gewöhnlichem Nähragar oder Gelatine. Miyake hat sehr oft erfahren, daß mikroskopisch in beträchtlicher Anzahl nachweisbare Koliarten im Gallenblaseninhalt als Kultur schlecht aufgehen. Miyake hat sich zur Regel gemacht, bei jeder Impfung den Gallenblaseninhalt auf verschiedene Nährmedien zu übertragen. Hierbei ergab sich, daß auf einem Nährmedium nicht aufgehende Bakterien auf einem anderen zwar nicht gut, aber doch leidlich gedeihen. Wie ja auch die Darmflora, welche im gefärbten Präparate gut nachweisbar ist, auf keinem bekannten Nährboden gedeiht. Die bakteriologische Untersuchung, welche Kliniker in gedrängter Zeit vornehmen, ist oft nicht ganz einwandfrei, da die Kulturen nicht von einer geschulten Hand, sondern von verschiedenen Personen angelegt werden. Dies aber gerade führt nach der Ansicht Myakes nicht selten zu negativen Resultaten. Es gibt natürlich Fälle genug, in denen die Bakterien gänzlich zugrunde gegangen sind und nicht mehr aufgehen, selbst auf richtig angelegten Nährmedien, z. B. der klare Inhalt von veraltetem Gallenblasenhydrops, der schleimige Inhalt der Gallenblase mit dem schon lange Zeit obliterierten D. cysticus usw.

Miyake fand bei 38 Fällen den Gallenblasen- und Choledochusinhalt nur 1 mal mikroskopisch und kulturell steril, 2 mal mikroskopisch bakterienhaltig und kulturell steril, die übrigen 35 Fälle erwiesen sich sämtlich als infiziert und zwar:

Bacterium coli commune allein . . . . 21 mal
„   „   „   mit Bacterium proteus . . . . 3 „
„   „   „   mit Staphylococcus aureus . . . . 2 „
mit langen, dicken, gram-negativen Bacillen . . . . 2 „
mit Polfärbung zeigenden, dicken, stumpfen, gram-negativen Bacillen 1 „
mit Mesentericum vulgatum . . . . 1 „
mit Streptokokken . . . . 1 „
mit weißer Sarkina . . . . 1 „
mit Proteus vulgatus und lactis acidi . . . . 1 „
Streptokokken allein . . . . 1 „

Typhusbacillen fand Miyake nicht, wie er überhaupt glaubt, daß die ascendierende Art der Infektion viel häufiger sei wie die descendierende.

Ich bin zu wenig bakteriologisch geschult, um in dieser Frage mitsprechen zu können. Aber ich habe von jeher die Ansicht vertreten, daß jede Cholecystitis bakteriellen Ursprungs ist, und daß der Nichtnachweis von Bakterien nicht gegen meine Auffassung spricht. Durch Miyakes Untersuchungen werden meine Ansichten nur bestätigt.

Auch auf den Magensaftbefund bei der Cholelithiasis kommt Miyake zu sprechen und zeigt, daß völliger Salzsäuremangel nicht der Ektomie als solcher zuzuschreiben ist, sondern vielmehr der Cholelithiasis selbst. Ich habe schon ehe Hohlweg und Schmidt 1910 mit ihren Befürchtungen an die Öffentlichkeit traten, daß der Ektomie eine Achylie des Mageninhaltes folge, bisweilen beobachtet, daß die Kranken vor der Operation einen völligen Salzsäuremangel aufwiesen.

Häufiger war allerdings Hyperacidität vorhanden. Nach der Ektomie blieben die Verhältnisse die gleichen: bald Salzsäuremangel, bald Überschuß. Ich habe oft mit Internen darüber gesprochen, keiner konnte mir eine Aufklärung geben. Jetzt hat Miyake gezeigt, daß auch bei Choledochussteinen, Cholecystitis sine concremento Salzsäuremangel eintreten kann, und daß also weniger die Ektomie als die Krankheit selbst für dieses Defizit anzuschuldigen ist.

Es wäre wichtig, wenn dieser Frage von seiten zuverlässiger Untersucher mehr Aufmerksamkeit geschenkt würde wie bisher.

Sehr oft, nämlich in 10mal von 56 operierten Gallensteinfällen (17,9 Proz.) konnte Miyake in den Konkrementen als Kern Askariden oder das Distoma spatulatum nachweisen. Er erwähnt außerdem Beobachtungen von Migosuchi, Nakayama, Fukushima, Joshida, Kabsurada, und ist der Ansicht, daß „Parasiten mit Recht als wichtige Ursache der Gallensteinbildung zu bezeichnen sind".

Miyake faßt seine Ausführungen in folgende Schlußsätze zusammen:

I. Aus der Statistik des Sektionsmaterials ergibt sich:
  a) Die Frequenz der Gallensteine beträgt in Japan unter 8406 Sektionen nur 3,05 Proz.
  b) Dieser Prozentsatz ist kleiner als die Hälfte desjenigen in Deutschland.
  c) Bezüglich des Geschlechts besteht in bezug auf die Häufigkeit der Gallensteine in Japan keine so große Differenz wie in Deutschland.
  d) Die Differenz der Frequenz der Gallensteine bei Frauen zu der der Männer verhält sich wie 3:2.
II. Das statistische Verhalten des klinischen Materials deckt sich im allgemeinen mit dem des Sektionsmaterials.
III. Die relative Seltenheit der Gallensteine bei der Japanerin ist hauptsächlich auf das Nichttragen des Korsetts zurückzuführen.
IV. Bezüglich der Ätiologie der Gallensteinbildung legt man in Europa auf die Schwangerschaft zu großes Gewicht, während man den Schaden der Korsettschnürung zu gering einschätzt.
V. Der Grund des geringen Überwiegens der Gallensteinzahl beim weiblichen Geschlecht in Japan ist wohl auf die Schwangerschaft zurückzuführen.
VI. Bei den Gallensteinen in Japan handelt es sich in der größten Mehrzahl der Fälle um Pigmentsteine, während die Cholesterinsteine, wie sie in Europa hauptsächlich in Betracht kommen, nur selten angetroffen werden.
VII. Die Parasiten (Askaris und Distomum spatulatum) spielen in Japan eine wichtige Rolle in der Gallensteinätiologie.
VIII. Die Ursache der Seltenheit der Cholesterinsteine ist wohl auf das mangelhafte Vorkommen der Gallensäuren, Salze, mithin auch des Cholesterins in der Galle zurückzuführen.
IX. Das mangelhafte Vorkommen der gallensauren Salze, mithin auch des Cholesterins, hängt wohl mit der Eigentümlichkeit der japanischen Volkskost zusammen.
X. Das seltene Vorkommen der Gallensteine in Japan beruht a) auf dem auffallend seltenen Befallenwerden der Frauen, b) auf der Seltenheit der Cholesterinsteine überhaupt.
XI. In der größten Mehrzahl der Fälle war der Gallenweginhalt bei Cholelithiasis infiziert und zwar fast ausnahmslos mit Kolibacillen oder mit anderen Bakterien vermischt.
XII. Die Quelle der Galleninfektion ist in dem Darmkanal zu suchen und ist vorwiegend ascendierend durch den D. choledochus. Die descendierende Infektion, d. h. von der Leber aus, scheint nur selten vorzukommen.
XIII. Ein Fehlen der freien Salzsäure im Magensaft kommt ziemlich häufig bei langdauernder Cholelithiasis vor. Aber den Befund von Hohlweg und Schmidt kann Miyake nicht bestätigen.

Wir deutschen Ärzte können aus den Feststellungen Miyakes folgende Lehren ziehen:

I. Wir sollen danach streben, daß das Korsett in seiner heutigen einschnürenden Form abgeschafft wird.

II. Wir sollen in Familien, die zur Steinbildung neigen, durch diätetische Vorschriften die Entstehung und das Wachstum der Cholesterinsteine einzuschränken suchen. Das erreichen wir vielleicht durch eine Bevorzugung der vegetarischen Kost und eine geringere Zufuhr von Eiweiß und Fett. —

Auf die Behauptung Moynihans, daß es keine symptomlos oder latent verlaufende Cholelithiasis gibt und daß dem akuten Anfall ausnahmslos dyspeptische Beschwerden vorausgehen, kann ich, auf große eigene Erfahrungen mich stützend, folgendes erwidern.

Richtig ist, daß dem akuten Anfall häufig dyspeptische Beschwerden vorausgehen, die vom Gallensteinträger wenig oder gar nicht beachtet werden. Die Frau, die in der Schwangerschaft oder im Wochenbett einen Magenkrampf bekommt, der in wenigen Minuten vorübergeht, achtet diesen nicht oder vergißt ihn, wenn er nicht häufig auftritt, sehr bald. Und doch gibt es genug Cholelithiasisanfälle, die ganz ohne Vorboten einhergehen. Ich bin gewohnt, recht genaue Anamnesen aufzunehmen und frage auch nach den geringsten dyspeptischen Beschwerden. Aber sehr oft erklären die Kranken ausdrücklich, daß ihr Magen und Darm immer gesund gewesen und daß sie von irgendwelchen Beschwerden verschont geblieben seien. Und das sind oft die Fälle, die ganz akut an der schwersten Form der Entzündung, der Cholecystitis gangraenosa, erkranken.

Moynihan irrt ganz bestimmt, wenn er glaubt, daß dem Anfall ausnahmslos dyspeptische Beschwerden vorausgehen. Ich habe in meiner „Praxis" sichere Beweise gegen Moynihans Ansichten angeführt, die ich leicht um mehrere Dutzend vermehren könnte. Aber das halte ich für zwecklos. Moynihan wird einfach sagen: „Die Anamnese ist schlecht aufgenommen worden!" worauf ich erwidere, daß ich mich bemühe, recht genaue Anamnesen aufzunehmen. Das geht aus der von mir bisher veröffentlichten Kasuistik zur Genüge hervor!

Ich bin jetzt mit einer größeren Arbeit über die gut- und bösartigen Neubildungen der Gallenblase und der Gallengänge für die Ergebnisse der Chirurgie und Orthopädie beschäftigt und habe bei meinen Literaturstudien feststellen können, daß gerade beim Carcinom der Gallenblase, das in mehr als 80 Proz. mit der Cholelithiasis vergesellschaftet ist, sehr häufig alle Steinsymptome fehlen.

Wie Moynihan ein latentes Stadium der Cholelithiasis leugnen kann, ist mir unerfindlich. Man bedenke nur eins, daß jede 8. bis 10. erwachsene Leiche Steine bei sich trägt. Würden diese alle Beschwerden machen, wäre, wie Riedel sagt, des Jammerns kein Ende. Denn im Deutschen Reich gibt es mehr als 2 Millionen Gallensteinträger. Daß von diesen ca. 95 Proz. sich latent verhalten (wie Riedel meint), ist auch meine Überzeugung.

Moynihan wird mir antworten, daß ihm die Tatsache des Vorkommens von Steinen bei jeder 10. erwachsenen Leiche sehr wohl bekannt sei, daß aber die Latenz der Steine nicht erwiesen werden könne, da die Toten über ihre Beschwerden zu berichten nicht imstande seien. Das können aber die Operierten, vorausgesetzt, daß sie die Operation gut überstehen.

Erst heute morgen (25. November 1913) habe ich einen 60 jährigen Patienten operiert, der bis Anfang Juli ganz gesund war, nie Kolik oder auch nur die geringsten Magenbeschwerden, Atemklemmen, Aufstoßen oder dergleichen hatte. Unter Appetitlosigkeit, Widerwillen gegen Fleisch trat Ikterus auf, der sich immer mehr steigerte und Anfang November zum Melasikterus wurde. Kein Fieber oder Schüttelfrost. Die Gallenblase war als großer, aber absolut schmerzfreier Tumor zu tasten. Die Diagnose wurde auf einen Tumorverschluß am unteren Ende des Choledochus, oder am Pankreaskopf gestellt. Dieser wurde auch gefunden, daneben aber in der sehr vergrößerten Gallenblase ganz wasserklare Flüssigkeit und neben kleinen Infektsteinen ein wallnußgroßer Combinationsstein (Kern radiärer Cholesterinstein, Mantel Cholesterin, Pigment, Kalk). Nach der Operation wurde der Kranke nochmals auf Beschwerden hin examiniert. Immer dieselbe Angabe, daß er niemals auch nur das leiseste Magendrücken gehabt habe. Und doch war die Gallenblase chronisch entzündet und der Stein ein Infektstein.

Es besteht sicher ein Stadium der Latenz, ja eine Infektion kann von vornherein chronisch verlaufen und braucht niemals irgendwelche Beschwerden zu machen.

Wer daran zweifelt, hat die pathologische Anatomie der Cholelithiasis nicht genügend studiert und von der Autopsie in vivo der Chirurgen keinen Nutzen gezogen. Mir ist, da doch Moynihan genug Gelegenheit hatte, bei eigenen Operationen sich über pathologischanatomische Vorgänge zu belehren, ganz unbegreiflich, daß er ein latentes Stadium der Cholelithiasis leugnet.

Richtig dagegen ist die Angabe Moynihans, daß gastrische Beschwerden überhaupt bei der Mehrzahl aller Fälle nicht symptomatisch für organische Läsionen im Magen, sondern für solche in anderen Organen (Gallenblase, Duodenum, Appendix) sind und daß der Magen, als das sensitivste Organ, die ersten Gefahrsignale bei solchen Fällen liefert.

Ein Kind, das akut an Appendicitis erkrankt, klagt meist nur über den Magen, und erst wenn man das Abdomen genau abtastet, findet man die Magengegend schmerzfrei und die Ileocöcalgegend empfindlich. Ebenso verhält es sich mit Cholecystitiskranken. Der „Magenkrampf" stellt sich bei genauer Palpation als der Gallenblase angehörend heraus.

Moynihan verwirft die medizinische und Bäderbehandlung der Cholelithiasis und behauptet, daß Gallensteine immer einen chirurgischen Eingriff erfordern.

Ich glaube, daß man die Zahl der deutschen Ärzte an den Fingern herzählen kann, die diesen Satz unterschreiben würden. Daß der Karlsbader Sprudel die Steine nicht auflöst, steht fest; aber daß er bei den entzündlichen Prozessen in den Gallenwegen gute Dienste tut, ist tausendfältig erwiesen.

Die Operation ist meiner Meinung nach gar nicht wegen der Steine indiziert, sondern nur wegen der Infektion. Es muß — kurz gesagt — die schwere akute Infektion operiert werden und die chronische, die durch innere Medikation nicht beeinflußt wird. Alles andere soll zunächst medikamentös oder, richtiger gesagt, abwartend behandelt werden. Aber wenn Moynihan sagt, daß die medizinische und Bäderbehandlung zu verwerfen ist, so ist das sehr übertrieben. Ganz abgesehen vom Morphium, das wir bei der Cholelithiasis nicht entbehren können, besitzen wir im Podophyllin, Kalomel, Natron salicylicum und den Laxantien gute Mittel zur Beseitigung der Stauung und Infektion in den Gallenwegen. Daß ich persönlich vom Chologen, Ovogal, Eunatrol, Agobilin nichts halte, ist bekannt. Die Wirkung all dieser Mittel ist schließlich eine abführende und dazu braucht man nicht die Patentmedizin mit den wohlklingenden Namen. Heiße Thermophore, Ruhekuren, Diät tun gute Dienste bei der Cholelithiasis, die überhaupt in 80 Proz. der Fälle latent wird und deshalb keine Operation erfordert.

Seitdem Aschoff und Bacmeister den Beweis erbracht haben, daß der radiäre Cholesterinstein in steriler gestauter Galle entsteht, während die übrigen Steine, der Kombinationsstein und die Cholesterinpigment-Kalksteine der Infektion und der Stauung ihre Entstehung verdanken, seitdem wir wissen, daß der Stein gar nicht die eigentliche Krankheit, sondern nur ein Produkt oder ein Symptom der Krankheit darstellt, müssen wir, wenn unsere Bemühungen gegen die Cholelithiasis von Erfolg begleitet sein sollen, gegen die Krankheit, d. h. gegen die Stauung und Infektion, vorgehen. Ich kann als Chirurg Bacmeister nur völlig recht geben, wenn er in diesen Ergebnissen Band I, S. 31 folgendes sagt:

„Nicht die Steinbildung ist die eigentliche Krankheit, diese ist stets sekundärer Natur. Im nichtentzündlichen Stadium resultiert sie aus der Ausflußbehinderung und Dekomposition der Galle, die zu einer Übersättigung derselben an den Steinbildnern führt. Die vermehrte Cholesterinausscheidung, die wir bei einer bestimmten Ernährungsweise, bei Schwangerschaft und Wochenbett, bei einer Reihe von Erkrankungen kennen gelernt haben, begünstigen den Ausfall des Cholesterins und die Bildung der Konkremente, vor allem bei der nichtentzündlichen Steinbildung. Bei der entzündlichen Konkrementbildung liegt der Schwerpunkt neben der Stauung in den entzündlichen Veränderungen der Gallenblasenwand und der durch Bakterien erfolgten Zersetzung der Galle, d. h. die Grundkrankheit ist die chronische Cholecystitis. Solange in beiden Fällen die ursächlichen Störungen bestehen, können die Steine sich immer neu bilden oder weiterwachsen. Eine Therapie, die bei bestehender Gallenkrankheit nur auf Entfernung oder Auflösung der Steine bedacht ist, ohne dauernd gute Abschlußbedingungen zu schaffen, die Cholesterinausscheidung herabzusetzen und eine eventuell bestehende Entzündung zur Ausheilung zu bringen, wäre falsch und zwecklos.

Die hier wiedergegebenen Anschauungen eröffnen der Therapie neue Bahnen. Wir können die Behandlung der Cholelithiasis nicht den Chirurgen allein überlassen, die innere Therapie hat ein weites Feld für ihre Tätigkeit gewonnen.

Aufgabe der internen Medizin wird es sein, der vermehrten Cholesterindiathese entgegenzuarbeiten, für gute Abflußbedingungen der Galle zu sorgen und so die Bildung des Cholesterinsteines zu verhüten oder sein Weiterwachsen zu hindern, um damit in vielen Fällen der entzündlichen Periode vorzubeugen. Sie muß versuchen, die akuten Entzündungen zur Heilung, chronische Prozesse zur Latenz zu bringen. Da wir wissen, daß auch das entzündliche Gallensteinleiden schon häufig — auch ohne daß es zum heilenden Hydrops kommt — spontan klinisch oder völlig ausheilt und die Steine als harmlose Fremdkörper in der Blase zurückbleiben, so ist dieser Teil der Aufgabe ein sehr dankbarer. Erst dann, wenn die Entzündungserscheinungen auf die innere Behandlung nicht reagieren, wenn unerwünschte, das Leben bedrohende Komplikationen eintreten, wenn Gesundheit und Berufstätigkeit des Kranken dauernd gestört sind, erst dann tritt das Messer des Chirurgen in sein Recht."

Das ist ein Standpunkt, der sich auf sicherer pathologisch-anatomischer Grundlage aufbaut und der sich völlig mit den von mir vertretenen Grundsätzen deckt, die ich bereits vor 2 Jahren in einem Vortrag: „Welche Indikationen für die interne und chirurgische Therapie der Cholelithiasis müssen wir auf Grund der Untersuchungen des Pathologen Aschoff aufstellen?" (Berliner med. Gesellschaft, 15. Mai 1912) bekannt gegeben habe. Ich erinnere nur an die folgenden Stellen:

1. Aschoff hat gelehrt, daß der Hydrops der Gallenblase das Endprodukt einer einmaligen Gallenblasenentzündung ist und einen Stillstand und einen Ausheilungsprozeß der Cholelithiasis darstellt. Der Stein bleibt fest eingeklemmt im Hals der Gallenblase oder im Ductus cysticus liegen, der anfänglich infektiöse Inhalt der Gallenblase wird steril, der Träger eines solchen Hydrops verspürt weder Druck noch Schmerz. Der Hydrops der Gallenblase ist der beste Beweis dafür, daß auch ohne Fortschaffung des Steines eine Gallenblasenentzündung ausheilen kann, und zeigt uns, daß wir zur Erzielung der Latenz uns oft gar nicht um den Stein zu bekümmern brauchen. Merkwürdigerweise wird dieser Hydrops, weil er große und leicht palpable Tumoren erzeugt, gern selbst von wenig operationsfreudigen Ärzten den Chirurgen überwiesen, obwohl er pathologisch-anatomisch geradezu als eine operative Kontraindikation anzusehen ist.

2. Zunächst gehört das nichtentzündliche Stadium der Cholelithiasis mit dem radiären Cholesterinstein ganz allein der internen Medizin. Selbst dann, wenn ein Cholesterinstein sich fest im Ductus cysticus oder in der Papilla duodeni einklemmt, gibt der Stein allein keine Indikation zur Operation ab. Ein Stein im retroduodenalen Teil des Choledochus, in dem sich bekanntlich schon normalerweise Bakterien aufhalten, führt so rasch eine Cholangitis herbei, daß ein chirurgisches Vorgehen sich dann nicht nur gegen den Stein, sondern gegen die Infektion zu richten hat. Lediglich von der Art, dem Grade und der Dauer der Infektion und ihrer Einwirkung auf die Leber und den Gesamtorganismus ist es abhängig zu machen, ob wir intern oder chirurgisch eingreifen sollen.

Keine Einigkeit herrscht zurzeit in der Frage, ob die bei der Cholelithiasis entstehende Kolik auf mechanische oder entzündliche Vorgänge zurückzuführen ist.

Nach meinen operativen Erfahrungen ist fast jede Kolik als eine entzündliche aufzufassen. Dabei ist natürlich die Gegenwart der Steine keineswegs erforderlich. Gerade in der jüngsten Zeit habe ich mehrere Male wegen sehr heftiger und andauernder Beschwerden operiert und fand eine anscheinend gesunde, steinfreie Gallenblase. Aber ich nahm sie doch fort, schnitt sie auf und konnte makroskopisch so gut wie nichts von Entzündung feststellen. Wenn ich aber dann dem Pathologen die Gallenblase zur Untersuchung übergab, bekam ich stets die Antwort, daß eine leichte Entzündung vorlag. So hatte ich, um nur meinen letzten operativen Fall zu erwähnen, bei einer Patientin, die ca. 3 Monate gravide war und seit 6 Wochen die heftigsten Koliken hatte, zum Messer gegriffen, weil die Kranke für sich und das keimende Leben das Schlimmste fürchtete. Der Untersuchungsbefund war nebenbei so, daß man sehr wohl eine schwerere Cholecystitis annehmen konnte. Aber ich fand keine Steine, die Gallenblase nur groß, den Leberrand um 6 cm überragend, prall gespannt, aber ohne Verwachsungen. Da am Magen, Duodenum, Leber, Pankreas, Appendix coeci sich nichts Verdächtiges zeigte, glaubte ich die Beschwerden auf die Gallenblase schieben zu müssen und entfernte sie.

Prof. Dietrich-Köln konnte folgendes feststellen:

Makroskopisch: Mittelgroße Gallenblase mit geriefelter Innenfläche, etwas verdickter Wand, aber verschieblichen Schichten.

Mikroskopisch: Vom Hals zum Fundus Epithel erhalten, Schleimhautfalten schmal, ungleichmäßig verteilt, reichliche Buchten, spärliche Luschkasche Gänge im Corpus. Muscularis verdickt, ebenso Fibrosa, aber nicht schwielig. Lymphocytäre Infiltration, besonders perivasculär in allen Schichten. Leukocyten-Randstellung und Auswanderung an einzelnen Stellen der Schleimhaut und Muscularis.

Diagnose: Stauungsblase mit chronischer und frischer, aber leichter entzündlicher Reizung.

Ich bin überzeugt, daß viele andere Chirurgen die Gallenblase in Ruhe gelassen und sich mit der Probeincision begnügt hätten.

Die Beschwerden sind hier durch entzündliche Prozesse bedingt worden und ich möchte annehmen, daß die Stauungsgallenblase überhaupt keine Schmerzen verursacht.

Sicher ist für mich, daß die Kolik nicht die Folge einer Reizung der Schleimhaut durch den durchtretenden Stein ist, sondern lediglich durch eine Überdehnung der Wandungen der Gallenblase und der Gallengänge hervorgerufen wird. Die Nerven, welche die Schmerzempfindung übermitteln, verlaufen im Lig. hepato-duodenale. Zerrt an ihnen die überdehnte und entzündete Gallenblase oder der sich erweiternde Choledochus, dann treten Schmerzen mehr oder weniger heftiger Art auf.

Ich will aber nicht behaupten, daß jeder Gallenschmerz auf einer Entzündung beruhen muß. Wenn ganz plötzlich fortgerissen vom Strom normaler, d. h. nicht entzündeter Galle ein Stein den D. cysticus versperrt, so kommt es ebenfalls zu einer akuten Ausdehnung der Gallenblase mit Zerrung der im Lig. hepato-duodenale verlaufenden Nerven und zur Kolik. Aber ich hatte, da ich nur bei ganz schwerer Cholecystitis eine Frühoperation für erlaubt halte, bisher noch nicht Gelegenheit, derartig rein mechanische Verschließungen des Gallenblasenhalses zu sehen.

So bleibt einstweilen der Streit, wie oft die Kolik mechanischer und wie oft sie entzündlicher Natur ist, vorderhand noch ungelöst. Bei jeder sehr heftigen Kolik wird Morphium injiziert. Ist die Kolik rein mechanischer Natur, d. h. wird der Stein krampfartig von der Gallenblasenwand festgehalten, so wird durch das Morphium der Krampf behoben, die Kolik hört auf und von einer Operation ist keine Rede. Wirkt aber Morphium wenig oder nicht und halten die Schmerzen an, so wird man operieren müssen, und dann findet man — mir persönlich ist das wenigstens stets so ergangen — immer eine infektiöse Cholecystitis. Die Wirkung des Morphiums ist also kein Beweis, daß nur eine mechanische Einklemmung vorliegt. Die Steinlockerung führt zu einem Abfluß des entzündlichen Sekrets aus der Gallenblase und bahnt hierdurch die Ausheilung der Cholecystitis an.

So werden die Chirurgen, wenigstens wenn sie nach strengen Indikationen operieren, wohl niemals die Streitfrage: mechanische oder entzündliche Steineinklemmung bei ihren Autopsien in vivo lösen können. Auch der Interne könnte das nur bei einer Sektion eines Menschen, bei dem sich zufällig kurz vor dem Tod ein Stein im Gallenblasenhals eingeklemmt hat. Aber es müßte schon ein großer Zufall sein, wenn ein Mensch gerade in diesem Augenblick vom Tode überrascht würde.

Übrigens halte ich unsern Streit für einen „Streit um des Kaisers Bart". Denn gleichgültig, ob der Cysticusverschluß mechanischer oder entzündlicher Natur ist, wir werden zunächst immer zu Narkotika greifen und beim Verschwinden der Schmerzen uns abwartend verhalten, beim Anhalten derselben eine operative Behandlung erwägen. Im Interesse der Kranken ist es jedenfalls richtiger, wenn wir jede Kolik als eine entzündliche betrachten und danach unsere Maßnahmen treffen: wir behandeln abwartend, wenn die Entzündung leicht ist und durch Thermophor, Laxantien und Diät zurückgeht, wir operieren, wenn die Entsündung schwer ist und trotz guter Behandlung einen chronischen Charakter annimmt.

Ob zur Heilung der Cholelithiasis eine Cystostomie genügt oder eine Ektomie nötig ist, darüber sind die „Gelehrten sich noch nicht einig". In England und Amerika wird die Cystostomie, in Frankreich und Deutschland die Ektomie bevorzugt.

Ich verwerfe die Cystostomie völlig und habe sie bei den in Berlin ausgeführten 530 Operationen nur noch 1 mal angewandt.

Wenn wir nur den Stein durch Cystendyse oder Cystostomie entfernen, so behandeln wir eben nur das Symptom der Krankheit. Wir müssen aber eingedenk der Lehren Aschoffs und Bacmeisters die Stauung und Infektion behandeln. Kein Organ gibt zur Stauung und Infektion so viel Gelegenheit wie die Gallenblase. Deshalb muß sie entfernt werden. Den Choledochus können wir nicht entfernen. Aber wir räumen ihn so gründlich wie möglich aus und drainieren ihn, um der Stauung und Infektion vorzubeugen, auf 14—40 Tage. Die Ektomie plus Hepaticusdrainage ist diejenige Operationsmethode, die am meisten den Forderungen Aschoffs und Bacmeisters entspricht.

In gewissen Fällen — bei stark erweitertem, einer Rückbildung schwer zugänglichem Choledochus — habe ich oft die Anastomose zwischen Choledochus und Duodenum ausgeführt. Doch beobachtete ich mehrere Male eine ascendierende Infektion (Leberabsceß), so daß ich Sasses Forderung, die Anastomose so oft wie möglich an die Stelle der Hepaticusdrainage zu setzen, nicht gutheißen kann. Doch das sind Fragen, die den Chirurgen mehr interessieren wie den Internen.

Es sind in der letzten Zeit allerlei Einwendungen gegen die Ektomie gemacht worden, die besonders in der Behauptung gipfeln, daß nach der Ektomie der Magenchemismus sehr leide und daß in vielen Fällen ein völliges Schwinden der Salzsäure einträte.

Man sollte nicht glauben, wie schnell eine segensreiche Operation, wie die Ektomie ist, in Mißkredit kommen kann, wenn Bemerkungen wie: „Die Ektomie ist für die Magenverdauung schädlich!" unter Ärzten und auch Laien verbreitet werden. Seit Wochen frägt mich fast jeder Kranke, der sich bei mir zur Operation meldet, ob die Entfernung der Gallenblase nicht den Magen zu sehr in „Mitleidenschaft ziehe"; ich möchte doch die Gallenblase nicht entfernen, da andere Ärzte vom Verschwinden der Salzsäure nach jeder Gallenblasenexcision geredet hätten.

Ich habe, seitdem die Frage Magenchemismus und Ektomie „aktuell" geworden ist, Gelegenheit genommen, bei solchen Operierten, die nachträglich über „Magenbeschwerden" klagten, den Chemismus des Magens zu untersuchen resp. untersuchen zu lassen und habe nicht in einem einzigen Fall einen Mangel an Salzsäure feststellen können. Das will nun nichts sagen, da meine Untersuchungen sich nur auf einige Kranke erstrecken.

Bei einem Patienten, der die ganze Gallenwegechirurgie durchgekostet hat — er wurde erst cystostomiert und da er Beschwerden behielt, der Ektomie unterworfen, wobei ein Stück Choledochus mit reseciert wurde, so daß zuletzt eine plastische Operation am Choledochus nötig wurde — bei diesen Patienten glaubte ich bestimmt auf Grund der Beschwerden Salzsäuremangel annehmen zu müssen. Doch fand sich im Gegenteil Hyperacidität.

Da ich also persönlich noch nicht in der Lage bin, in der Frage des Salzsäuremangels nach der Ektomie ein entscheidendes Urteil abgeben zu können, wollen wir einmal feststellen, was andere Autoren darüber zu berichten haben.

Zunächst will ich untersuchen, ob die Gallenblase im Haushalt des Organismus entbehrlich ist und welche Wirkung die Ektomie auf die Magen- und Darmfunktionen ausübt.

Über die physiologische Bedeutung der Gallenblase gehen die Ansichten weit auseinander.

Schröder v. d. Kolk nimmt an, daß sie lediglich zur Produktion von Schleim diene, Luciani hält sie für einen Stromregulator für den Gallenfluß.

Billard und Cavalié glauben, daß die zähflüssige Galle der Gallenblase sich mit der dünnflüssigen Lebergalle vermische und dadurch eine Verlangsamung des Gallenstroms bewirke, der sich nach Abbindung der Gallenblase bedeutend rascher in den Darm ergieße.

Andere Autoren (Hohlweg, Hammarsten) schreiben der Gallenblasengalle, die 8mal mehr feste Substanzen enthält als die Lebergalle, eine erhöhte chemische Wirksamkeit zu.

Rosenberg hingegen konnte bei cholecystektomierten Hunden eine Änderung des Stoffwechsels als Folge der Operation nicht feststellen.

Hohlweg hat beobachtet, daß nach der Ektomie die Salzsäure des Magens vermindert wird oder ganz schwindet und faßt das als eine direkte Folge der Operation auf.

Daß die Galle kein minderwertiges Exkret ist, sondern als ein Sekret bei der Verdauung recht wichtige Funktionen zu erfüllen hat, habe ich stets betont.

Harvey sagt: Beim Kulturmenschen ist wegen der häufigen Mahlzeiten die Gallenblase als Reservoir für die überschüssige Galle überflüssig. Sie kann daher in geeigneten Fällen möglichst frühzeitig entfernt werden.

Auf Grund klinischer Beobachtungen hält Brownlee die Gallenblase für einen sehr wichtigen Druckregulator für die Leberfunktionen, hält es auch für wahrscheinlich, daß die Steinrezidive in der Gallenblase nicht häufiger sind als solche im D. communis, nachdem die Blase entfernt ist. Brownlee glaubt, daß auch die Infektion der Leber mit der Entfernung des Organs erleichtert werde. So sei die Cholecysektomie doch schließlich „eine Lebensverkürzung für den Patienten".

Hutchinson hat eine sehr geringe Achtung vor der Gallenblase und kommt zu dem Schlusse, daß die Gallenblase ein nahezu funktionsloses Organ ist, zu klein, um als Gallenreservoir irgendeinen Wert zu haben, ungeeignet aus mechanischen Gründen und wegen der schwachen Muskulatur irgendeinen nennenswerten Einfluß auf die Austreibung der Galle auszuüben.

Daß das Organ mit dem Verdauungsprozeß oder vitalen Funktionen noch irgend etwas zu tun habe, erscheint schon aus entwickelungsgeschichtlichen Gründen ganz ausgeschlossen.

„Die Gallenblase fehlt nämlich bei Pferd und Esel, ist aber gut entwickelt bei Kuh und Schaf, obgleich alle genannten Spezies Pflanzenfresser sind. Sie ist vorhanden beim Schwein und wilden europäischen Eber, fehlt beim südamerikanischen Pekari. Bei der Giraffe ist ihr Vorkommen ganz inkonstant. Im allgemeinen ist sie zwar größer und häufiger bei Fleischfressern, doch kann weder bei Säugetieren noch bei Vögeln eine regelmäßige Beziehung zur Nahrung oder Lebensgewohnheit festgestellt werden. Dem Vorhandensein bei den Raubvögeln steht die Inkonstanz bei Enten und anderen fischfressenden Spezies gegenüber. Während sie bei den Tauben fehlt, ist sie beim Haushuhn und Puter vorhanden, bei Amphibien und Fischen gut entwickelt. Sie stammt aus einer früheren entwickelungsgeschichtlichen Periode und stellt eines der verschiedenen primären Divertikel dar, welches noch nicht gänzlich verschwunden ist.

Vom klinischen Gesichtspunkte verhält sie sich genau wie der Wurmfortsatz als eine Quelle beständiger Gefahr wegen Infektion und Steinbildung; sie kann ohne Störung jederzeit entfernt werden. 70 Proz., aller Magenulcerationen liegen innerhalb 3 bis 4 Zoll der Pylorusgegend und verdanken vielleicht ihr Entstehen einer infizierten Gallenblase, einer Cholecystitis, welche bei Typhus, Pneumonie, Septhämie und akuten Katarrhen leicht auftritt.

Genauere Untersuchungen ergeben, daß dies sogenannte „Reservoir" höchstens ein Dreißigstel bis ein Zwanzigstel der 24stündigen Gallenmenge aufnehmen kann, d. h. so viel, wie in 35 Minuten abfließt. Nimmt man nun an, daß die Absonderung bei der Verdauung besonders schnell einhergeht, ist es nicht zuviel gesagt, daß nur 10 bis 15 Minuten für 30 ccm Kapazität in Betracht kommen können.

Von der Eigenschaft als „Druckregulator" kann aus anatomischen Gründen (dünne Muskulatur, Klappenbildung und Krümmung) keine Wirkung erwartet werden. Galle kann in die Blase nur eintreten, wenn die zirkulären Fasern der Vaterschen Ampulle contrahiert sind.

Der Wert des Organs wird noch zweifelhafter, wenn man erwägt, daß nach neueren Untersuchungen die Galle mehr ein Exkret als ein Sekret ist und ihre Hauptfunktion in der Zerstörung von Toxinen und Ptomainen hat, sowie in der Zerstörung von roten Blutkörperchen in der Leber, wie Croftau nachgewiesen haben soll.

Die Galle ist also eine Quelle stetiger Gefahr und bildet ein funktionsloses embryonales Überbleibsel."

Über einige „aktuelle" Streitfragen aus dem Gebiete der Cholelithiasis. 213

Rost hat kürzlich eine Arbeit über die funktionelle Bedeutung der Gallenblase in den Grenzgebieten der Medizin und Chirurgie veröffentlicht und ist zu dem Schluß gekommen, daß die Gallenblase ein funktionell hochbedeutsames Organ sei! Er hat ganz recht, wenn er in der Einleitung seiner Arbeit darauf hinweist, daß wir trotz der vielen Ektomien der letzten Jahre von der physiologischen Bedeutung der Gallenblase „herzlich wenig wissen". Aber ich habe den Eindruck gewonnen, daß Rost die Funktionen der Gallenblase zu hoch einschätzt.

Rost konnte bei seinen cystektomierten Versuchstieren nachweisen, daß sie entweder sich kontinent oder inkontinent verhielten. Die ersten zeigten einen langen kräftigen Sphinkterenteil der Papille und einen erweiterten Gallengang, und die zweiten einen kurzen Sphinkterenteil und einen nicht erweiterten Gallengang.

Im letzteren Fall tropfte die Choledochusgalle permanent in das Duodenum ab.

Wir können annehmen, daß cystektomierte Menschen dasselbe Verhalten zeigen.

Diejenigen, bei denen der Sphinkter duodeni Kontinenz zeigt, die Galle also nur periodenweise entleert wird, werden einen erweiterten Choledochus aufweisen, bei den nicht kontinenten, bei denen die Galle permanent tropfenweise abfließt, wird der Gallengang sich nicht erweitern.

Zweifelsohne sind die letzteren, was das Rezidiv anlangt, besser daran wie die ersteren.

Kommt es in dem erweiterten Choledochus zu einer neuen Infektion, so können sich neue Steine bilden.

Wir müssen also dafür sorgen, daß die Galle im Choledochus sich nicht staut, sondern regelmäßig abfließt.

Das erreichen wir durch häufige, alle 2 bis 3 Stunden stattfindende Mahlzeiten (wenig aber gut!) und auch durch regelmäßige Nachtmahlzeiten. Es genügt ein Glas Zuckerwasser, etwas Schokolade oder ein Zwieback.

Dem Rat Rosts, die Excision der Gallenblase so zu gestalten, daß sich ein neues Gallenbläschen an dem stehengebliebenen Cysticus bilden kann, kann ich nicht beipflichten.

Daß übrigens eine Erweiterung des D. choledochus, die bei bestehender Cholangitis und vorhandenen Steinen den gewaltigen Umfang bis auf Dünndarmweite annehmen kann, auch vom Menschen gut vertragen wird, beweisen mehr wie 100 von mir ausgeführte Choledochusincisionen, bei denen ich große Steine aus stark erweitertem Choledochus excidiert und den Gang auf einige Wochen drainierte. Nur in 2 bis 3 Fällen ist es zu einem Rezidiv der Choledocholithiasis gekommen, und zwar möchte ich in diesen Fällen annehmen, daß gar keine Neubildung von Steinen stattgefunden hat, sondern daß ich bei der ersten Operation Steinchen oder Steintrümmer zurückließ, die das Rezidiv veranlaßten. Daß ein einmal erweiterter Choledochus sich völlig zur Norm zurückbildet — besonders bei alten Leuten, deren elastische

Fasern rasch schwinden, ist das kaum möglich — möchte auch ich nicht annehmen, aber daß die zurückgebliebene Erweiterung ungünstig auf die Leber einwirken sollte, ist eine durch nichts begründete Annahme. Die Stauung, die eintritt, braucht noch lange nicht in allen Fällen zur Infektion zu führen, und wenn wir, wie ich bereits oben andeutete, durch häufige und regelmäßige Mahlzeiten für einen geordneten Abfluß der Galle sorgen, bleibt die Infektion eher aus, als wenn wir die Gallenblase erhalten, die als toter Sack an dem Gallensystem hängt und weiter für Stauung und Infektion sorgt. Man braucht nur einmal eine einzige Relaparotomie nach einer Cystostomie gemacht zu haben, um das Unsinnige der Forderung, die Gallenblase möglichst zu erhalten, einzusehen.

Ich habe niemals geleugnet, daß die Gallenblase mit gewissen Funktionen ausgestattet ist, bin aber auf Grund meiner zahlreichen Ektomien — mehr wie 1100 — zu der Überzeugung gekommen, daß die Gallenblase gut entbehrt werden kann.

Wenn wir eine Gallenblase samt dem D. cysticus dicht am D. choledochus abbinden, so wird die Galle gezwungen, direkt in das Duodenum einzufließen. Sie kann sich nicht mehr in ihrem Reservoir sammeln.

Entweder tropft sie nun permanent in den Zwölffingerdarm ab oder aber wenn der Sphincter choledocho-duodenalis „kontinent" bleibt, sammelt sie sich in den Gallengängen. Diese sind weit genug, ohne daß sie es nötig haben, sich noch mehr zu dehnen. Ich wenigstens habe bei zahlreichen Relaparotomien nach Ektomien sehr selten eine Erweiterung des Choledochus angetroffen, vorausgesetzt, daß keine Steine im Choledochus steckten oder sonst ein Hindernis an der Papilla Vateri vorlag, welches das Einfließen der Galle in das Duodenum hemmte.

Ich kann also die von Nasse am Tiere festgestellten Befunde am Menschen nur bestätigen und habe in meiner „Praxis" mehrere Fälle mitgeteilt, aus denen hervorgeht, daß nach einer Ektomie eine Erweiterung der Gallengänge nicht einzutreten braucht.

Wäre das doch der Fall, so ließe sich dieser sehr einfach dadurch entgegenarbeiten, daß man den Kranken anhält, alle 2 bis 3 Stunden eine „Kleinigkeit" zu essen, damit der Sphincter choledochi die Galle passieren läßt.

Also praktisch ist die von einigen Autoren angenommene Erweiterung der Gallenwege post ectomiam ohne große Bedeutung.

Wenn eine Gallenblase funktionieren soll, so muß sie zunächst gesund sein oder darf wenigstens nicht allzuschwere Wandveränderungen aufweisen. Nehmen wir an, wir mußten eine Cystostomie unter solchen Bedingungen ausführen. Schleimhaut, Muscularis und Serosa sind einigermaßen intakt, die Gallenblase wird eröffnet und drainiert, entweder durch Annähung der Gallenblase an das Peritoneum parietale oder durch das Schlauchverfahren.

Bleiben auch ferner Muscularis und Mucosa gesund, weil die aus dem D. hepatico-choledochus durch den D. cysticus in die Gallenblase einströmende Galle etwa auftretende Steine immer wieder fortschwemmt, so bleibt die Serosa sicher nicht intakt, denn sie verwächst, gleichgültig ob wir tamponieren oder nicht, mit den benachbarten Gebilden. Diese Verwachsungen verhindern die Entleerbarkeit der Galle und geben zur Stagnation und Infektion Veranlassung, und deshalb behaupte ich, daß man nach einer Choledochotomie die Gallenblase entfernen soll, damit der Choledochus vor einer Neuinfektion bewahrt wird. Tut man das nicht und bleibt die Gallenblase zurück, so behält der Operierte sein Bakteriennest, die Gallenblase, und schwebt in dauernder Gefahr, sein Gallengangssystem von neuem zu infizieren, während nach der Ektomie diese Gefahr wegfällt oder wenigstens nur in ganz geringem Grade vorhanden ist.

Die Einwirkung, die durch die Überschwemmung der Galle auf den Darm und den Magen ausgeübt wird und die sich nach Oddi durch Auftreten von galligen Diarrhöen, nach Hohlweg durch Salzsäuremangel im Magen kundtun sollen, halte ich ebenfalls nicht für geeignet, die Indikation zur Ektomie irgendwie einzuschränken oder gar den Vorschlag Rosts in Erwägung zu ziehen, ein Stückchen vom D. cysticus stehen zu lassen, damit sich ein neues Gallenbläschen bildet.

Denn 1. schwinden diese Diarrhöen, die ich im Anschluß an die Ektomie einige Male beobachtet habe, von ganz allein, und 2. kann das sich neubildende Gallenbläschen wie die alte Gallenblase zu erneuter Steinbildung oder wenigstens zu neuen Beschwerden wieder führen.

Rost ist im Irrtum, wenn er glaubt, daß nach der Ektomie Adhäsionsbeschwerden öfters auftreten, wie nach der Cystostomie. Das ist nach meiner Erfahrung gerade umgekehrt. Haben wir nach der Cystostomie in 15 Proz. Adhäsionsbeschwerden, so werden solche nach der Ektomie nur in 5 Proz. der Fälle beobachtet.

Bekanntlich hat Langenbuch am 15. Juli 1882 zum erstenmal am Menschen eine Gallenblase exstirpiert. Aber bereits ca. 250 Jahre zuvor hat Zambeccari am Tier die Gallenblase entfernt.

Auch Stephanus Bonucci hat bei einem Rind die Gallenblase samt einem Stück Leber exstirpiert.

Tekop soll nach Pechlins Mitteilung 1667 die Ektomie am Rind ausgeführt haben, während Malpighi diese Operation an der Katze wiederholte.

Verheyn, Bohn, Herlin, Duchainois und L'Anglas, Campaignac und Gluck haben ebenfalls am Tiere festgestellt, daß eine Ektomie technisch möglich ist und das Tier ohne Gallenblase leben kann.

Genaueres über die Folgen der Ektomie erfahren wir aber erst durch die Experimente von Oddi, Nasse, de Voogt, Haberers u. a.

Rost teilt darüber Folgendes mit:

Oddi fand, daß bei ektomierten Hunden Gallenpigment im Harn auftrat, der Kot flüssig, intensiv gefärbt und schleimig wurde. Die Tiere kamen sehr herunter; erst nach 1 bis 1½ Monaten begannen die Pigmente im Urin zu schwinden unter Besserung des Allgemeinbefindens. Oddi erklärt diese Zustände aus dem dauernden Abfluß der Galle in den Darm einerseits, — daher der dunkelgefärbte Kot — dem ungenügenden Zufluß von Galle in den Darm andererseits in dem Augenblick, wo sich Chymus in den Darm entleert — die Emulsionierung der Fette ist beeinträchtigt. Bei der Sektion fand sich eine beträchtliche Erweiterung der Gallengänge in dem einen Fall, in dem anderen eine deutliche Ausbuchtung an der Stelle des Cysticusstumpfes, also eine Art Neubildung der Gallenblase. Rost bemerkt zu diesen Versuchen folgendes: Was zunächst die dunkelgefärbten Durchfälle anlangt, so findet man sie, wenn man viel Laparotomien an Hunden ausführt, gar nicht so selten, besonders dann häufig, wenn die Operation längere Zeit in Anspruch nimmt und die Eingeweide etwas ramponiert werden. Bauchoperationen vertragen Hunde überhaupt nicht so gut, wie der Mensch. Von „Hundenaturen" in dem Falle zu reden, ist deplaziert. Man kann z. B. Serien von Hunden sterben sehen, wenn man am Pylorus operiert, ohne daß die Sektion den geringsten Grund aufdeckt. Es handelt sich dabei offenbar um sympathische Reizerscheinungen. Weiterhin hat Oddi mit starken Antisepticis gearbeitet (Sublimattupfer); Rost hält das von ihm beschriebene Krankheitsbild viel eher für eine chemische Vergiftung oder auch Sepsis, als wie für die Folgen der Cholecystektomie.

Nasse kam zu anderen Resultaten wie Oddi. Nasse führte in gleicher Weise wie Oddi Cholecystektomien an Kaninchen, Meerschweinchen und Hunden aus, ohne auch nur die geringsten Veränderungen an den Gallengängen feststellen zu können; vor allen Dingen fand er keine neugebildete Gallenblase. Die Hunde hatten bis 9 Monate nach der Operation gelebt. De Voogt suchte zu entscheiden, welcher von der beiden Autoren recht habe und exstirpierte ebenfalls bei 4 Hunden die Gallenblase. Ein Hund starb 3 Tage nach der Operation, die 3 anderen wurden 50 bis 175 Tage nach der Operation getötet. De Voogt fand nun, wie Oddi, eine deutlich neugebildete Gallenblase, die auch histologisch der normalen Gallenblase entsprach. In der Leber fand er mikroskopisch keine erweiterten Gallengänge. Eine Erklärung für die abweichenden Resultate Nasses vermag er nicht zu geben. Klarheit über diese merkwürdigen Gegensätze erhalten wir erst durch die Untersuchungen Haberers, der fand, daß sich eine neue Gallenblase dann bildet, wenn ein Stück des Cysticus stehen bleibt, daß man aber beim Abbinden des Cysticus unmittelbar am Choledochus keine Neubildung einer Gallenblase zu fürchten braucht.

Beobachtungen am Menschen zeigen, daß auch für ihn diese am Tier gewonnenen Resultate gelten. v. Stubenrauch konnte bei einem früher Cholecystektomierten eine 4,5 : 2,5 cm große, neugebildete Gallenblase exstirpieren, die wieder Beschwerden gemacht hatte, und Flörken beobachtete sogar ein echtes Steinrezidiv in einer solchen neugebildeten Blase. Histologisch entsprachen diese neugebildeten Blasen übrigens völlig einer normalen Gallenblase.

Mayo Robson spricht der Galle keine große Bedeutung zu. Sie sei ein Exkret, zur Resorption der Fette nicht nötig, von geringer antiseptischer Wirksamkeit und unnötig zur Anregung der Darmtätigkeit. Dastre, Copemann und Winston vertreten ähnliche Ansichten auf Grund von Versuchen, die sie an Hunden anstellten. Bei diesen blieb der Appetit normal, nur gegen Fett trat ein Widerwille auf.

Rost hat die neueren Forschungen über die Aufgaben, die der Galle zufallen, zusammengestellt und berichtet darüber folgendes:

Der Galle kommt eine große Bedeutung bei der Fettresorption zu, so daß bei Fehlen der Galle nur $1/7$ bis $1/2$ des bei Gallenzutritt resorbierten Fettquantums (Munk) zur Resorption gelangt. Dabei bewirkt die Galle allein, ohne Pankreassaft, keine Resorption von Fett, wie aus der bekannten Beobachtung Claude Bernards hervorgeht, daß bei Kaninchen, wo der Choledochus höher oben einmündet, als der Pankreasgang, zwischen diesen beiden Einmündungsstellen kein Fett in den Chylusgefäßen nachweisbar ist, während unterhalb des Pankreasganges die Zottenlymphgefäße milchig weiß und undurchsichtig sind. Daß umgekehrt Pankreassaft allein nicht zur Emulsionierung der Fette führt, beweist das Experiment Dastres, der nach Unterbindung des Choledochus die Galle durch eine Cholecystojejunalfistel in den Darm leitete und nunmehr erst unterhalb der Einmündungsstelle dieser Fistel die Chylusgefäße mit Fett gefüllt fand. Diese Aufnahme von Fett durch die Chylusgefäße wird bewirkt durch einen spezifischen Reiz von Galle und Pankreassekret auf das Zottengewebe, das durch die genannten Sekrete zu einer aktiven Aufnahme des Fettes gebracht wird (Lewin). Daß diese Verstärkung der fettspaltenden Eigenschaft des Pankreassaftes durch Galle hauptsächlich eine Funktion der cholsauren Salze ist und auch durch künstliche cholsaure Salze nachgeahmt werden kann, geht aus den Versuchen von Rachfort und Magnus hervor. Wegen dieser mangelhaften Fettresorption kommt es bei Abschluß der Galle vom Darm zu starker Fäulnis des Kotes. Man hatte deshalb der Galle weiterhin eine antiseptische Kraft für den Darm zugesprochen, ist von dieser Ansicht aber wieder abgekommen, da wir bei Fleisch und Kohlehydraternährung auch bei völligem Fehlen der Galle keine Darmfäulnis finden. Ganz eindeutig sind jedoch die Resultate nicht (cf. Hammarsten, l. c. p. 283). Auch auf die Eiweißverdauung wirkt Galle ein, und zwar zunächst durch Hemmung der Pepsinverdauung. Wie nämlich von Hammarsten zuerst nachgewiesen worden ist und wovon man sich noch ständig an Duodenalfistelhunden überzeugen kann, bildet Galle mit dem sauren eiweißreichen Mageninhalt einen Niederschlag und reißt das Pepsin teilweise mit. Andererseits verstärkt die Galle recht beträchtlich die eiweißverdauende Wirkung des Pankreassaftes (Rachford und Southgate, Bruns und Delezenne). Es ist deshalb nicht wunderbar, wenn Rosenberg auch bei Ernährung mit maximalen Eiweißmengen keine Änderung in der Ausnützung vor und nach Anlegung einer kompletten Gallenblasenfistel feststellen konnte. Auch die amylolytische Fähigkeit des Pankreassaftes soll durch Galle erhöht werden (Sidney Martin und Dawson Williams; Galle besitzt aber auch selbst ein amylolytisches Ferment (cf. auch Roger).

Schließlich gedenkt Rost noch der peristaltikerregenden Wirkung der Galle (Nepper), die Schüpbach nicht anerkennt, und kommt zu folgendem Schlußsatz: Der Galle kommt eine sehr wichtige Rolle beim Verdauungsprozeß zu, und wenn sich der Patient Mayo Robsons mit einer totalen Gallenblasenfistel 15 Monate lang ganz wohl befand, beweist das nur, daß „der tierische Organismus stets Mittel und Wege zur Verfügung hat, um ausfallende Funktionen zu ergänzen".

Dieser Beweis aber genügt uns Chirurgen, die wir der Ektomie der Gallenblase den Vorzug geben, vollständig. Denn wenn die Natur stets Mittel und Wege zur Verfügung hat, um ausfallende Funktionen zu ergänzen, so wird sie auch die Funktionen der Gallenblase, die sicher vorhanden sind, aber denen Rost eine zu große Bedeutung zumißt, ersetzen können.

Daß sie das tut, kann ich an meinem Material beweisen, das sich auf mehr als 1100 Ektomien stützt. Von den Ektomierten haben nur ganz wenige, höchstens 5 Proz., über Magen- und Darmbeschwerden geklagt, die übrigen 95 Proz. können dieses „gallenblasenlose Dasein" gar nicht genug rühmen. „Ach, welche Lust, ohne Galle zu sein!" hat gar mancher ausgerufen, dessen Gallenblase aus dem Abdomen in das Präparatenglas gewandert war.

Bekanntlich wird im Ausland die Ektomie nicht so häufig vorgenommen wie bei uns in Deutschland. Englische und amerikanische Chirurgen bevorzugen nach wie vor die Cystostomie, während französische Operateure den deutschen Anschauungen über die Ektomie fast vollständig beipflichten. Mayo hat den Rat gegeben, die Gallenblasen, bei deren

Eröffnung Galle aus dem Cysticus nachströmt, zu erhalten resp. mit der Cystostomie zu behandeln. Ich kann diesem Rat nicht beipflichten. Nachströmende Galle beweist nicht etwa, daß der D. cysticus völlig durchgängig ist, sondern nur, daß er teilweise durchgängig ist. Es kann, trotzdem Galle einfließt, ein nicht völlig obturierender Stein den Hals ausfüllen. Daß man in solchen Fällen — denn sehr oft finden wir dann dekubitale Ulcera — besser ektomiert, darüber kann wohl kein Streit mehr sein.

Gerade bei offenem Cysticus ist die Ektomie viel besser wie die Cystostomie. Ist der Gang völlig verschlossen, so beschränkt sich meist die Infektion auf die Gallenblase und die Choledochusgalle ist klar und bakterienfrei.

Ist der D. cysticus offen, so besteht neben der Cholecystitis meist ein Katarrh der Gallengänge, der durch einfache Cystostomie nicht immer zur Ausheilung kommt. Hier ist die Ektomie plus Hepaticusdrainage der Fistelbildung an der Gallenblase weit überlegen.

Ich bin also gerade umgekehrter Ansicht wie Mayo: bei offenem Cysticus soll man nicht cystostomieren, sondern ektomieren und möglichst die Drainage hinzufügen. Die Cystostomie sollte man überhaupt aus den Operationsmethoden bei der Cholecystitis calculosa streichen und nur ektomieren.

Die Frage, ob die Entfernung des Gallenreservoirs schädlich ist, verneint auch Körte nach den bisherigen Erfahrungen: „es ist bisher kein Fall bekannt geworden, wo durch den Ausfall der Gallenblase Nachteile verursacht worden sind." Diesen Ausspruch hat Körte vor 8 Jahren getan, ich weiß nicht, wie er heute über die Ektomie denkt.

Körte erwähnt die Tierversuche von Nasse, Haberer und Clairmont, Oddi und geht dann auf die Einwendungen ein, die gegen die Langenbuchsche Operation vorgebracht wurden: „wenn sich nachträglich doch noch Steine bilden, dann tritt Choledochusverschluß ein, und der Zugang zu dem Stein ist sehr erschwert, wenn die Gallenblase fehlt, während bei Steinrezidiv in der Blase die Wiedereröffnung der letzteren leicht ist. — Dieser Einwurf ist nicht stichhaltig. Ich halte es für möglich, daß auch nach Entfernung der Gallenblase gelegentlich Steine neu gebildet werden, und habe selbst einen solchen Fall mitgeteilt, wo sich in der Leber neue Konkremente bildeten. Die Freilegung des Choledochus war durch Verwachsungen erschwert, bot aber keine unüberwindlichen Schwierigkeiten dar. Jedenfalls sind solche Rezidive sehr selten.

Man hat ferner der Operation vorgeworfen, daß sie technisch viel schwieriger und für den Patienten gefährlicher sei als die Cystostomie. Auch das kann ich nicht zugeben; bei richtiger Technik halte ich dieselbe nicht für wesentlich schwieriger oder gefahrvoller als die letztere Operation.

Dagegen bietet die Cystektomie beträchtliche Vorteile: 1. Sie entfernt das schwer erkrankte Organ, das leicht neue Steinbildung oder neue Entzündungsanfälle begünstigen kann. 2. Die Entfernung aller Steine aus Blase und Cysticus ist bei der Cystektomie sicherer als bei der Cystostomie. 3. Durch Entfernung des kranken Organes wird eine Infektionsquelle entfernt. 4. Die Zugänglichkeit der tiefen Gallengänge: Cysticus, Choledochus, Hepaticus wird durch die Entfernung der geschwollenen und entzündeten Gallenblase sehr erleichtert."

Zu diesen Bemerkungen Körtes möchte ich ebenfalls darauf hinweisen, daß eine Choledochotomie nach vorausgegangener Ektomie keine unüberwindlichen Schwierigkeiten bietet, sondern, wenn man die Technik beherrscht, meist glatt von statten geht. Dem Ungeübten mögen solche Operationen schwer fallen; dann soll er ihre Ausführung eben dem erfahrenen Chirurgen überlassen.

In der Hervorhebung der beträchtlichen Vorteile der Ektomie der Cystostomie gegenüber, bin ich ganz der Meinung Körtes.

van Hengel-Utrecht bestreitet in einer Dissertation (Klinische und experimentelle Studien über Cholecystektomie) den von Hohlweg und Schmidt beschriebenen schlechten Einfluß der Ektomie auf die sekretorischen Funktionen des Magens und berichtet über Versuche, die er an 5 Kaninchen und 15 Hunden angestellt hat, um die nachteiligen Folgen der Ektomie zu studieren. Ich entnehme dem Referat über die holländische Arbeit im Zentralblatt für die gesamte Chirurgie und ihre Grenzgebiete 1, Heft 11, S. 522, folgendes:

Wurde die Cholecystektomie ausgeführt mit Zurücklassung eines größeren oder kleineren Teiles des Ductus cysticus, so bildete sich immer eine neue Gallenblase. In keinem Falle aber wurde eine neue Gallenblase vorgefunden, wenn sie mitsamt dem Ductus cysticus knapp am D. hepaticus exstirpiert worden war. Dann fand van Hengel aber die großen Gallengänge beträchtlich erweitert. Niemals fand er die geringste Erweiterung der Papilla Vateri, oder eine ungünstige Beeinflussung des Allgemeinbefindens durch die Cholecystektomie. In den Operationsberichten hat van Hengel 9 Fälle gefunden, worin die großen Gallengänge auffallend erweitert waren, ohne daß ein Hindernis im D. choledochus nachzuweisen war. In diesen Fällen war die Funktion der Gallenblase seit einiger Zeit ausgefallen, durch Verschluß, Steine, Schrumpfung u. dgl. Den Einfluß verschiedener Nahrung und Medikamente auf dem Abfluß von Galle hat van Hengel an Patienten mit Hepaticusdrainage studiert. Es fand dabei folgendes: Eiweißnahrung hat den bedeutendsten Einfluß, und zwar maximal im Durchschnitt $2^1/_2$ Stunde nach der Mahlzeit, also früher als von den meisten Autoren angegeben wird. Ein zweites Maximum erfolgte dann im Durchschnitt 6 Stunden nach der Mahlzeit. Kohlehydrate haben einen bedeutend kleineren und weniger regelmäßigen, Fette (Ol. olivarum) fast keinen und sehr unregelmäßigen Einfluß. Die Kurven des Gallenflusses haben sehr große Ähnlichkeit ergeben mit denen von Bruno, bei intakter Gallenblase und Papilla Vateri. van Hengel schließt daraus, daß beide ein Bild geben von der Gallensekretion in der Leber und also nicht bloß, wie Bruno gewollt hat, von der Gallenexkretion in den Darm, der nach letzteren abhängig sein sollte von der Wirkung des Sphincters von Oddi. Chologen hatte nur kleinen, Aspirin einen noch geringeren und das Mittel von Dufresne (van Praag) gar keinen Einfluß auf die Gallensekretion. Ovogal gab eine stark vermehrte Sekretion, anfangend $^1/_2$ bis $3^1/_2$ Stunde und ein Maximum erreichend 5 Stunden nach Verabreichung. Fel humanum gab eine noch stärkere Vermehrung, anfangend im Durchschnitt 1 Stunde nach Verabreichung mit einem ersten Maximum nach 3 Stunden. Nach 6 bis 8 Stunden war kein Einfluß mehr bemerkbar, nach mehrfachen Intermissionen. Diese letzteren beweisen, daß die Galle nicht nur im Darm resorbiert und von der Leber ausgeschieden war, sondern tatsächlich auch die sezernierende Wirkung der Leberzellen angeregt hatte. Dieses gilt um so mehr, weil die totale sezernierte Quantität fast oder ganz gleich der Summe von der normalen und der verabreichten Quantität war, indem Stuhl und Harn zeigten, daß jedenfalls nur wenig im Darm resorbiert war. Fel tauri inspissatum gab einen Einfluß, der dem von Ovogal noch nicht nahe kam. Weiter hat van Hengel einen Einfluß von psychischen Faktoren unzweifelhaft feststellen können. Um das Verhältnis zwischen Gallensekretion und Exkretion in den Darm, und die Rolle, die der Sphincter von Oddi dabei spielt, zu studieren, hat van Hengel mit zwei Hunden experimentiert. Beiden hatte er eine Cholecystostomie gemacht und weiter bei einem die Papilla Vateri mit dem Sphincter von Oddi ausgeschaltet. Er hat dabei gelernt, daß der Sphincter keine bedeutende Rolle spielt, jedenfalls nicht, wie es Bruno will, die Galle daran hindert, während des Fastens in den Darm abzufließen. Er hält es für sehr wahrscheinlich, daß die sezernierte Galle fortwährend abfließt, sowohl in den Darm wie in die Gallenblase, und daß diese dann und wann durch Contraction entleert wird. Mikroskopische Untersuchungen haben gelehrt, daß in keinem Falle nach Cholecystektomie eine Erweiterung der kleineren Gallengänge aufgetreten war, daß das Lebergewebe niemals eine Veränderung zeigte. Die neugebildeten Gallenblasen zeigten makro- wie mikroskopisch einen ganz gleichen Bau, wie die ursprünglichen. Sie hatten immer einen ordentlichen Ductus cysticus und auf der Kuppe wurde stets die Ligatur gefunden, womit während der Operation der Cysticusstumpf unterbunden worden war. Nur fehlten ständig die Luschkaschen Gänge.

Daß Carl Langenbuch der Gallenblase nicht sehr wohlgesinnt war, geht schon aus der Tatsache hervor, daß er die Ektomie erfand und zum ersten Male am 15. Juli 1882 in Berlin ausführte.

Er sagt von der Gallenblase:

Die menschliche Gallenblase hat überhaupt keinen Wert, sondern nur eine Bedeutung, und zwar eine sehr fragwürdige, sie besteht uns nicht zu besonderer Lieb, aber vielfach zum Leid, und wenn ich mich ohne kranke Blase behelfen kann, muß ich es auch ohne gesunde können, und kann dies auch um so leichteren Herzens, also sie mich mit ihren Tücken nicht mehr bedroht, dies muß man endlich einsehen!"

An einer anderen Stelle seines klassischen Werkes: Die Chirurgie der Leber und der Gallenblase, 1897 — eines Werkes, das auch heute noch für die Internen und Chirurgen eine Quelle der Belehrung und Anregung ist, spricht sich Langenbuch sehr verächtlich über die Gallenblase aus:

„Nun haben wir einmal die Blase nach dem Willen der Natur, wollen sie auch tragen, solange sie sich nicht lästig macht. Warum sie aber schonen, wenn sie sich eben lästig oder unerträglich macht, wenn sie, die keine Beachtung beanspruchen darf, statt von gesunden anatomischen Menschen kaum einmal gekannt zu sein, plötzlich und ohne alles Verdienst zum grausamsten Tyrannen unseres Daseins sich aufwirft? Warum gerade jetzt sich zu ihrem Beschützer aufwerfen, wenn sie unseren Fingern und äußeren Augen noch gesund „scheint". Scheint, denn unserem inneren Auge erscheint nicht, sondern „ist" eine Blase, die Steine erzeugt hat, nicht mehr gesund. Sie hat sich einmal arg kompromittiert und „wer einmal lügt, dem glaubt man nicht!" Wer kann es der geöffneten Blase ansehen, ob ihr Epithel bei nächster Gelegenheit nicht neue Machenschaften mit dem an neuen Besuchen ja nicht gehinderten Bacterium coli einfädelt; wer kann ermessen, ob die von den Steinen gereizte Blasenwand nicht schon die Keime zu einer Carcinombildung enthält?"

Wenn nun auch — wir kommen darauf noch zu sprechen — die Carcinombildung infolge des Steinreizes noch keineswegs erwiesen ist, so hat doch Langenbuch recht, wenn er sagt, daß, solange der Mensch seine Gallenblase bei sich trägt, er immer ein Organ bei sich hat, das wie kein anderes zur Störung und Infektion Veranlassung gibt. Sind wir einmal gezwungen, es operativ anzugreifen, so sollen wir die gründlichste Operation an ihm vornehmen, und das ist die Ektomie.

Jedem Internen ist heutzutage bekannt, daß an fast allen Kranken, die er dem Chirurgen überweist, die Ektomie ausgeführt wird. Man hat die Ansichten Langenbuchs und Körtes, daß die Ektomie keinen Schaden für den Organismus bringt, mit Befriedigung entgegengenommen und war sehr erstaunt, als Hohlweg erklärte, daß die Ektomie besonders den Magenchemismus außerordentlich schädige.

Magnus ist in einer Arbeit in der Med. Klinik 1913. Nr. 27, den Behauptungen Hohlwegs entgegengetreten und bringt den Beweis, daß die Ektomie nicht mit den Nachbeschwerden beladen ist, die ihr von gewisser Seite nachgesagt werden. Er zitiert Arnsperger, Goldammer, Kocher und Matti, Capelle, Petersen, um den geringen Prozentsatz der nach der Ektomie auftretenden Beschwerden festzustellen.

Arnsperger fand in 5,5 Proz. der Fälle Beschwerden von seiten des Magendarmkanals, „die wohl als Adhäsionsbeschwerden zu deuten sind", — Unregelmäßigkeit des Stuhlgangs, hartnäckige Verstopfung. Goldammer berichtet, daß von 26 Patienten 18 nach der Ektomie „absolut gesund" geworden seien; in nur einem Falle bestanden Adhäsionsbeschwerden. Dabei ist zu bemerken, daß am Eppendorfer Krankenhause nicht prinzipiell die Ektomie ausgeführt wird, und daß es sich hier also ausschließlich um schwere Fälle handelt.

Kocher und Matti berichten, daß die Entfernung der Gallenblase „auf die ferneren Verdauungsfunktionen des Patienten keinerlei nachteiligen Einfluß ausübte". Eine große Umfrage bei den Operierten verschaffte ihnen den Eindruck, daß das Allgemeinbefinden bei den geheilten Patienten beinahe durchweg befriedigend sei.

Capelle fand 70 Proz. der Ektomierten völlig beschwerdefrei, Petersen stellte sogar fest, daß anderweitige Störungen durch Hernien, Adhäsionen usw. bei der Cystostomie häufiger aufzutreten schienen als bei der Ektomie. Er berechnet aber die Gesamtzahl der Fälle mit später auftretenden Magenbeschwerden überhaupt nur mit 3 Proz.

Um festzustellen, ob bei kontinuierlichem Gallenflusse — den man ja nach Cholecystektomie mit großer Wahrscheinlichkeit annehmen muß — wirklich der Chemismus des Magens so wesentlich gestört wird, untersuchte Magnus in einer Anzahl von Fällen den Mageninhalt bald nach der Operation. Es wurde ein Ewald-Boassches Probefrühstück gereicht und das Ausgeheberte mit $^1/_{10}$ Normalnatronlauge titriert; Indikator für freie HCl war Diamidoazobenzol, für Gesamtacidität Phenolphthalein. Die gleiche Untersuchung wurde bei einer Reihe von Fällen vorgenommen, bei denen Gallenretention oder Verschluß der Gallenblase vorlag. Die Resultate waren folgende:

Mangel der Salzsäure in . . . 2 Fällen,
Herabsetzung in . . . . . . 3 „

Hier besteht also Säuredefizit bei Verschluß der Gallenblase durch Steine oder nach ihrer Entfernung. 6 Fälle dagegen folgen durchaus nicht einem Schema: Sowohl bei funktionsuntüchtiger wie auch bei entfernter Gallenblase finden sich hier normale Zahlen, teilweise sogar ein Ansteigen der Werte über die Norm nach vollzogener Ektomie. Auch der Befund der Hyperacidität bei Gallenretention ließ sich nicht bestätigen. Von zwei im Anfall operierten Fällen zeigte der eine normale Verhältnisse, der andere Salzsäuremangel.

Die Zahlen sind, wie Magnus zugibt, zu klein, um ein prozentuales Verhältnis zu demonstrieren. Die Untersuchungen sind viel kürzere Zeit nach Ausführung der Operation vorgenommen als bei Hohlweg. Trotzdem müßten nach seiner Theorie die Befunde auch hier schon negativ sein, da so unmittelbar nach dem Eingriffe sich keinesfalls ein neues Reservoir kann gebildet haben und die Galle kontinuierlich abfließen muß. Die von Hohlweg gefundenen Resultate müssen nach der Ansicht Magnus' eine andere Ursache haben. „Das häufige gemeinsame Auftreten von Magenbeschwerden mit Gallenleiden ist ja oft betont worden (Friedemann, Kehr, Riedel, Schott, Steinthal und andere), auch daß die Klagen über den Magen häufig das erste Symptom sind. Vielleicht ist es umgekehrt mit Ursache und Wirkung, oder beide Leiden wachsen aus derselben Wurzel. Wie dem auch sei, das oben ausgeführte Schema des Steigens und Fallens der Salzsäurewerte bei Gallenretention oder kontinuierlichem Gallenflusse kann nicht stimmen; auch die Tierversuche sind nicht umfangreich und überzeugend genug, um eine Beweiskraft beanspruchen zu können. Ein praktischer Gesichtspunkt will dabei berücksichtigt sein: Es wird vorgeschlagen, den Salzsäuremangel, wenn auch mit Reserve, diagnostisch für Erkrankungen der Gallenblase zu verwerten. Davor kann wohl nicht genug gewarnt werden. Geschieht dies, so dürfte bei der doch recht zeitraubenden Behandlung solcher auf diesem Wege diagnostizierter Gallenleiden der richtige Zeitpunkt für manches noch operable Magencarcinom versäumt werden."

Auf die Arbeit Magnus' antwortet Hohlweg in der Med. Klinik 1913. Nr. 35, daß die Statistiken der Chirurgen mit 90 Proz. Dauerheilungen nach der Ektomie gegen die Richtigkeit seiner Untersuchungen nichts beweisen können: „denn einmal ist es eine bekannte Tatsache, daß Anacidität bestehen kann, ohne irgendwelche subjektive Beschwerden hervorzurufen. Des weiteren sind etwa vorhandene Beschwerden seitens des Magendarmkanals bei solchen Patienten von den Nachuntersuchern fast immer als Adhäsionsbeschwerden gedeutet worden".

Hohlweg weist darauf hin, daß nur Steinthal seine Untersuchungen nachgeprüft hat, und zwar an 4 Ektomierten, wobei er jedesmal ein Fehlen der freien Salzsäure festgestellt habe (Steinthal erwähnt die Untersuchungen von Holdweg [soll heißen Hohlweg] und Schmidt und fand in 2 Fällen Gesamtacidität 58:100, in je einem Falle 21:100, resp. 26:100 — also Salzsäuremangel, aber keine Achylie).

Die Untersuchungen sind von Magnus unter ganz anderen Verhältnissen wie die von Hohlweg vorgenommen worden. Die ersteren wurden gleich nach der Operation — bis zu 25 Tagen — ausgeführt, die letzteren meist lange Zeit — oft mehrere Jahre — nach der Operation. Hohlweg meint, daß eine längere Zeit nach der Operation nötig sei, ehe die Störungen von seiten des Magens nachweisbar werden.

Hohlweg bleibt dabei, daß zwischen Gallenblasenfunktion und HCl-Ausscheidung des Magens ein innerer Zusammenhang bestehen müsse, der nach der Excision der Gallenblase vielleicht dadurch zustande käme, daß der kontinuierliche Gallenabfluß nach dem Darm zu durch Vermittelung der Nervenbahnen oder auf innersekretorischem Wege zu einer Störung der HCl-Ausscheidung Veranlassung gäbe.

Hohlweg betont zum Schluß noch einmal, daß das Indikationsgebiet für die Ektomie durch seine Untersuchungen eine wesentliche Einschränkung nicht erfahren darf. Eine solche Forderung wäre nach der Ansicht Hohlwegs gänzlich zwecklos, da ein großer Teil der Gallenblasenkranken schon vor der Operation anacide Werte im Mageninhalt aufweisen (Riedel, Münchner med. Wochenschr. 1912. Nr. 1. S. 8).

Man kann also das Fehlen von Salzsäure bei einem Kranken, der Gallensteinbeschwerden hat (Kolik, Fieber, Ikterus) auf einen destruktiven und ulcerösen Prozeß der Gallenblase beziehen und wird solche Fälle nicht nach Karlsbad, sondern in eine chirurgische Klinik schicken.

Dies ist die praktische Folgerung, die man aus der Frage: Gallenblase und Magenchemismus ziehen soll.

Im übrigen hat der Streit zwischen Hohlweg und Magnus nur einen wissenschaftlichen Wert: in der Praxis wird er den Siegeszug der Ektomie nicht aufhalten.

Ich werde nach wie vor die Gallenblase unbarmherzig mit Stumpf und Stiel, d. h. Hals und D. cysticus, ausrotten und die Nachteile nachträglichen Auftretens von Magenstörungen gern in Kauf nehmen.

Wo Licht ist, da fehlt es auch nicht an Schatten.

Ohly hat die wenigen Angaben, die sich über den Mangel resp. das Fehlen der Salzsäure bei Gallenblasenerkrankungen in der Literatur finden, in einer Arbeit in der Deutschen med. Wochenschr. 1913. Nr. 29 zusammengestellt und konnte folgendes berichten:

C. A. Ewald behauptet, daß in der anfallsfreien Zeit bei Gallenblasenerkrankungen der Chemismus des Magens nicht geändert sei. Während oder dicht nach einem Anfall will Ewald vereinzelt eine reflektorische Steigerung der Salzsäureabsonderung beobachtet haben. Diese Steigerung soll jedoch mit dem Abklingen des Anfalles wieder verschwinden. Ewald hat diese reflektorische Hyperchlorhydrie einmal durch direkte Untersuchung während oder nach einem Anfall und wiederholt durch Analysen, die unmittelbar und dann einige Zeit nach dem Anfall ausgeführt wurden, konstatiert. Die Herabsetzung oder das Fehlen der Salzsäureabsonderung bei Gallenblasenerkrankungen verwertet Ewald im Sinne einer primären Magenerkrankung. Glaser erwähnt hier, daß als Zeichen der Vagusreizung sekundär im Magen in späteren Stadien der Gallenblasenerkrankung — nicht im Anfang — häufig Hypochlorhydrie mit vermehrter Schleimabsonderung vorkäme. Viel seltener will er Hyperchlorhydrie beobachtet haben.

Ähnlich äußert sich Schürmayer, nur mit dem Unterschiede, daß Schürmayer häufiger Achylia gastrica gefunden haben will. Am eingehendsten hat sich Hohlweg mit dieser Frage beschäftigt. Angeregt durch die Tatsache, daß bei Patienten, bei denen die Gallenblase entfernt worden war, später Magenbeschwerden auftraten, untersuchte er 39 Patienten nach Ewald-Boasschem Probefrühstück. Das Resultat dieser Untersuchung war bei 38 Patienten Salzsäuredefizit, bei 7 Patienten Werte für freie Salzsäure unter 20. Nur viermal wurden normale Salzsäurewerte gefunden. Bei weiteren 45 Fällen, bei denen nachher durch Operation Cysticusverschluß oder starke Schrumpfung der Gallenblase festgestellt wurde, fand Hohlweg vor der Operation 38 mal Salzsäuredefizit, 6 mal Werte für freie Salzsäure unter 20 und nur 1 mal normale Salzsäurewerte. 16 Fälle, bei denen vielleicht eine Cholecystitis, teilweise mit Steinbildung, aber ohne Verschluß des Ductus cysticus festgestellt wurde, ergaben 13 mal Salzsäuredefizit und 3 mal Salzsäurewerte unter 20. Dieses Auftreten von Salzsäuredefizit nach Probefrühstück konnte Hohlweg auch bei an Gallenblasen operierten Hunden dreimal experimentell bestätigen.

Ohly hat in 43 Fällen, bei denen er aus therapeutischer Indikation eine Prüfung des Magenchemismus vornahm, eine auffallende Bestätigung der Hohlwegschen Befunde festgestellt.

24 Fälle weisen Anacidität mit Salzsäuredefizit auf, [12 Fälle ergaben Subacidität, und zwar schwanken die Werte für freie Salzsäure zwischen 5 und 22. Die Gesamtacidität war in diesen 36 Fällen ebenfalls herabgesetzt und betrug im Minimum 5, im Maximum 50. Die übrigen 7 Fälle zeigten in der Mehrzahl Hyperacidität, sowohl was die freie als auch die Gesamtacidität anbetrifft. Als normale Werte für freie Salzsäure werden 30 bis 40, für Gesamtacidität 50 bis 60 angesehen.

Ohly hat beobachtet, daß im Anfangsstadium der Cholelithiasis die Magensaftabsonderung mehr gesteigert ist, während die Verminderung der Salzsäure bei den Kranken beobachtet wird, die schon jahrelang Beschwerden haben und bei denen palpatorisch auch deutlich anatomisch-pathologische Veränderungen der Gallenblase nachzuweisen sind.

Ohly sieht die Gallenblasenerkrankung als das Primäre und die Störung der Magensaftabsonderung als das Sekundäre an.

Eine Erklärung für die bei Ausfall der Gallenblasenfunktion durch chronische Erkrankung oder Exstirpation des Organs auftretenden Störungen der Magenfunktionen ist bisher von Hohlweg und Ohly versucht worden.

Ohly verweist auf den Befund von reichlicher Gallenansammlung im ganzen Dünndarm, den Hohlweg bei zwei ektomierten Hunden erhob. Ferner konnten Kohnheim und Dreifuß durch Einspritzung von Alkali und Fett in das Duodenum eine Herabsetzung der Magensekretion und der Magenentleerung feststellen. Außer diesem wahrscheinlichen Vorhandensein einer veränderten Galle im Dünndarm wird man auch die Nervenverbindung zwischen Gallenblase und Magen berücksichtigen müssen. Glaser hat nachgewiesen, daß zweifellos zwischen Magen und Gallenblase resp. Gallengängen Reflexbahnen bestehen. Er sucht bekanntlich die Erklärung für die Entstehung der Gallensteine in einer sekretionshemmenden Vaguswirkung auf die Leber, wodurch die Galle verdünnt wird und an bakterizider Wirkung verlieren soll. Klinisch können wir die Tatsache häufig beobachten, daß bei Contractionen der Gallenblase um einen Stein auch Contractionen im Magen auftreten, wenn wir während eines Kolikanfalles den Magen untersuchen. Der Patient empfindet ja auch sehr oft im Anfang der Gallenblasenkolik die Schmerzen und die sog. Magenkrämpfe im Epigastrium und erst später in der Gallenblasengegend. Anderseits findet man es häufig, daß Gallenblasenkranke ihre Schmerzen in die Magengrube verlegen, die dann beim genauen Untersuchen gegen die druckempfindliche Gallenblasengegend nicht druckempfindlich ist. Durch Bickel und seine Schüler ist einwandfrei nachgewiesen worden, daß auf dem Wege der Nervenbahnen sekretionsfördernde und sekretionshemmende Reize dem Drüsenparenchym mitgeteilt werden können. Ob dieser Reiz in der Entfernung oder in der durch Schrumpfung, Cysticusverschluß oder durch schwere Schleimhautveränderungen funktionsuntüchtig gewordenen Gallenblase und in dem hierdurch bedingten, wahrscheinlich veränderten Gallenfluß mit längerem Verweilen einer veränderten Galle im Dünndarm zu suchen ist, kann mit Sicherheit noch nicht behauptet werden. Auch die bei Erkrankungen der Gallenblase und der Gallengänge verhältnismäßig häufig vorkommenden Entzündungsvorgänge des Pankreas wird man bei der Erklärung für die Anacidität berücksichtigen müssen.

Groß hat durch Untersuchungen des Stuhles auf Trypsin mittels der Caseinmethode festgestellt, daß die bei der Achylia gastrica auftretenden Diarrhöen häufig ihre Ursache in einer Achylia pancreatica haben. Es wäre also nicht ganz ausgeschlossen, daß diese Anacidität bei Gallenblasenkranken im Zusammenhang stünde mit einer ebenfalls sekundären Erkrankung des Pankreas*).

Sehr zu beherzigen sind die Ratschläge, die Ohly auf Grund der Beobachtung, daß bei der Cholelithiasis bald Salzsäureüberschuß, bald Mangel auftritt, erteilt.

Ohly gibt zu, daß Fälle mit Hyperacidität durch ein alkalisch-salinisches Wasser zweifellos sehr günstig beeinflußt werden. Anders die Fälle mit sekundärer Anacidität oder Achylie. „Diese letzteren springen so deutlich aus dem Rahmen der übrigen Gallenkranken heraus, daß die Kollegen in Karlsbad selbst durch Salzsäurezufuhr und sekretionsanregende Bittermittel die oft sehr heftigen Magenbeschwerden, die nach der üblichen Trinkkur bald aufzutreten pflegen, zu

---

*) Internationale Beiträge zur Therapie und Pathologie der Ernährungsstörungen. 1. 1900. Heft 1.

beseitigen suchen. Diese Tatsache, die noch viel zu wenig bekannt ist, ist ferner geeignet, die noch oft geübte Indikation zu einem operativen Eingriff von dem Fehlschlagen einer Karlsbader Kur abhängig zu machen. Ebenso ist in diesen Fällen vor der oft geübten kritiklosen und einseitigen Anwendung des Karlsbader Salzes in der Hauspraxis dringend zu warnen. Der Erfolg dieser oft wochenlang angewandten Hauskuren mit großen Mengen Karlsbader Salzes besteht in vielen Fällen in einem lästigen Reizzustande und einer totalen Atonie des gesamten Darmtractus. Und gerade die Behandlung der bei Gallenblasenkranken sehr häufig vorkommenden hartnäckigen Obstipation mit physikalischen und diätetischen Heilmitteln ist ein Faktor, auf den der größte Wert zu legen ist. Man wird also in anaciden Fällen nur kochsalzhaltige Wässer, wie Homburg, Kissingen und Wiesbaden, in subaciden Fällen Kombinationen von alkalisch-sulfatisch-muriatischen Wässern (Mergentheim, Neuenahr) trinken lassen. Medikamentös kann man hierbei noch Salzsäure mit Bittermitteln, um die Magensaftsekretion anzuregen, verordnen. Diese verschiedenen therapeutischen Maßnahmen, die sich in der anfallsfreien Zeit sehr gut durchführen lassen, haben Ohly in einer Reihe von Fällen sehr gute Dienste geleistet. Bringt man den Magendarmkanal unter günstige Bedingungen, so wird man auch in vielen Fällen dem Wiederauftreten der Kolikanfälle und schweren Komplikationen entgegenarbeiten."

Die letzte Arbeit über Gallenblase und Magenchemismus stammt von W. Boß aus der Breslauer Chirurgischen Universitätsklinik (Küttner, Berliner klin. Wochenschr. 1913. Nr. 52). Boß weist an der Hand von 20 Fällen nach, daß „die Anschauung Hohlwegs: Hyperacidität bei Retention und Hypo- bzw. Anacidität bei dauerndem Gallenabflusse in den Darm nicht ohne weiteres zutreffend ist." Nur 2 Fälle würden dieser Meinung entsprechen, in 4 Fällen fand sich Hyperacidität, in 2 Fällen sind die Werte ebenfalls erniedrigt. Boß fordert mit Recht, daß vor und nach der Operation genaue Untersuchungen über freie Salzsäure erhoben werden müssen. Denn aus dem Mangel an freier Salzsäure post. op. darf man wohl noch nicht folgern, daß hierbei die Ektomie schuld ist. Die Anacidität kann doch auch schon vor der Operation bestanden haben; nur hat man sie mangels einer Untersuchung nicht festgestellt. Der Einwand Hohlwegs, daß die Untersuchungen Magnus' nur kurze Zeit nach der Ektomie ausgeführt seien, läßt Boß für seine Fälle nicht gelten, da die Magenbefunde in fast allen seinen Fällen mehrere, nur in einigen Fällen 1 Jahr nach der Ektomie erhoben wurden.

Boß ist der Ansicht, daß die Ektomie durch die Untersuchungen Hohlwegs nicht eingeschränkt zu werden braucht.

Ich habe einige Stellen der Arbeit Ohlys wörtlich zitiert, weil ihre Kenntnis mir von allergrößter Wichtigkeit erscheint. Ich habe bereits in meiner „Praxis" (damals kannte ich die Arbeit Ohlys noch nicht) darauf hingewiesen, daß eine Karlsbader Kur im Anfang der Cholelithiasis deshalb so gute Erfolge zeigt, weil Hyperacidität besteht, während in den vorgeschrittenen Fällen, bei denen Salzsäuremangel eintritt, die Wirkung der Kur ausbleibt. Man sollte deshalb, ehe man einen Gallensteinkranken nach Karlsbad schickt, in jedem Fall eine genaue Prüfung des Magenchemismus vornehmen. Aber das wird sehr häufig versäumt. Man macht den Chirurgen gern, und oft auch mit Recht, den Vorwurf, daß sie mit dem Vorschlag der

Operation zu schnell bei der Hand seien. Ich möchte den Internen den Vorwurf machen, daß oft mit der internen Behandlung Gallensteinkranker viel zu schematisch vorgegangen wird. Ich sagte schon in meiner „Praxis", daß die Diagnose Gallensteine bei vielen, wie ein Reflex, sofort das Wort „Karlsbad" auslöst. Um den Magenchemismus bekümmert man sich wenig oder gar nicht.

Karlsbad gilt bei vielen als ein Allheilmittel. Und doch kann man zu Hause, in einem Sanatorium, durch Liege- und Ruhekuren oft bessere Erfolge erzielen wie in dem geräuschvollen Badeort. Ich habe mich darüber schon so oft ausgesprochen, daß weitere Erörterungen mir überflüssig erscheinen.

Wenn ich meine Erfahrungen über die Ektomie bei der Cholelithiasis und die von Hohlweg und Ohly gegen die Ektomie vorgebrachten Bedenken berücksichtige, so möchte ich meinen derzeitigen Standpunkt in der Ektomiefrage folgendermaßen formulieren.

Auch wenn nach jeder Ektomie ein Salzsäuremangel sich einstellen, der D. choledocho-hepaticus sich erweitern, Störungen der Darmfunktionen auftreten, cirrhöse und infektiöse Prozesse in der Leber und im Pankreas sich entwickeln sollten, so können diese Nachteile mich nicht veranlassen, auf die großen Vorteile der Gallenblasenexcision zu verzichten. Ich greife fast nur zum Messer, wenn die Gallenblase so erkrankt ist, daß sie einer Restitutio ad integrum nicht mehr fähig ist. Was erreichen wir, wenn wir eine ulcerierte und phlegmonöse Gallenblase zurücklassen? Den Tod des Kranken oder wenigstens den Eintritt erneuter Steinbildung. Makroskopisch kranke Gallenblasen müssen unter allen Umständen entfernt werden. Aber auch nur mikroskopisch kranke Gallenblasen (die Stauungsgallenblase mit erweiterten Luschkaschen Gängen) bilden für ihren Träger eine Quelle von dauernden Beschwerden und großen Gefahren. Hier ist ihre Erhaltung mit größeren Nachteilen verknüpft wie ihre Entfernung. Wenn ein Gallensteinträger Beschwerden bekommt, so kann man fast immer annehmen, daß die Gallenblase krank ist und eine Wiederherstellung ihrer Funktionen nicht eintritt. Jede Gallenblase, auch wenn sie von außen gesund aussieht, wird schon nach sanfter Berührung mit Gummihandschuhen mit den Nachbarorganen verwachsen. Das tritt sicher ein bei der Cystostomie und Cystendyse. Die Verwachsungen verhindern aber die regelmäßige Entleerung der Gallenblase und machten sie funktionsuntüchtig. Zudem ist die Cystostomie — die Fistelbildung ein so unsicheres Verfahren, die Gallenblasenschleimhaut zur Norm zurückzuführen, daß nur die Ektomie als wirklich heilendes Verfahren in Betracht kommt.

Aber die Ektomie muß auch richtig ausgeführt werden und es darf nicht, wie Rost das will, vom Cysticus etwas stehen bleiben. Mit Stumpf und Stiel, d. h. mit Hals und Cysticus, muß die Gallenblase heraus. Sobald nur 1 bis 2| cm vom Cysticus stehen bleiben, kann sich dieser erweitern, ein neues Gallenbläschen formen und dieses kann von neuem den Operierten mehr quälen wie die alte große Gallenblase.

Eine gleichmäßige Erweiterung des D. hepatico-choledochus fürchte ich, sollte sie wirklich eintreten, nicht. **Nur jeden divertikelartigen Anhang am Choledochus, der eine neue aus dem Cysticusstumpf sich formende Gallenblase darstellt, sollen wir vermeiden.**

Der Vorschlag vom D. cysticus ein Stück stehen zu lassen, stammt von Lindner und Kottmann. Er ist also nicht neu, aber ich bin überzeugt, daß er von diesen Autoren längst aufgegeben ist. Wie Rost diesen Vorschlag erneuern konnte, ist mir unverständlich.

Dicht am Choledochus muß die Gallenblase entfernt werden, damit auch nicht ein Diverticulum minimum oder ein nur erbsengroßes Gallenbläschen sich entwickeln kann.

Am besten ist es, wenn man den D. cysticus bis in den D. choledochus hinein spaltet. Dann kann man den Übergang des D. cysticus in den Hepaticus feststellen, und wird nicht in die Versuchung kommen, auch nur eine Schleimhautfalte der D. cysticus zurückzulassen.

Hat man einmal den D. hepaticus eröffnet, dann halte ich seine Naht für falsch und kann nur die Drainage des D. hepatico-choledochus empfehlen.

Doch das sind Fragen, die mehr den Chirurgen wie den Internen angehen, so daß ich von weiteren Erörterungen absehe.

Jedenfalls soll der Interne, wenn er bei einem Fall von Cholelithiasis die Operation für indiziert hält, trotz der Nachweise von Hohlweg, Ohly u. a., seine Kranken zu einem Chirurgen schicken, der die Ektomie zur Normaloperation erhoben hat. Wer der Cystostomie huldigt oder Stücke von der Gallenblase zurückläßt, wird zwar gute augenblickliche, aber **schlechte Dauererfolge** haben.

Und daß die letzteren gut sind, darauf kommt es allein an!

In der Indikationsstellung, in welchen Fällen der Chirurg bei der Cholelithiasis eingreifen soll, hat man sich, wenn man von den wenigen absieht, die für eine unterschiedslose Frühoperation in allen Fällen von Cholelithiasis eintreten, dahin geeinigt, daß die leichten Entzündungen der Gallenwege dem Internen, die schweren dem Chirurgen gehören. Bei der Gallenblasenentzündung, die eine große Neigung zur Latenz zeigt, kann man mit der Operation länger warten, wie bei den Entzündungen, welche die Gallengänge ergreifen.

Von den akuten Cholecystitisformen verlangt eigentlich nur die gangränöse die sofortige Operation. Aber wie oft nehmen wir eine solche an, wo der weitere Verlauf nur eine serös-eitrige ergibt. Wie schnell schwindet die peritoneale Reizung und das zunächst hohe, mit Schüttelfrost einhergehende Fieber. Dazu kommt, daß der Kranke sich auch nicht zu sofortiger Operation entschließen kann, und so wird die akute Cholecystitis in das chronische Stadium übergeführt, in dem der Kranke sich auch nur dann zur Operation entschließt, wenn **dauernde Schmerzen die Lebensfreude stören und die Berufstätigkeit in Frage stellen.**

Die Fälle, in denen der Arzt die absolute Notwendigkeit der Operation betonen muß, ist, wie gesagt, die gangränöse Cholecystitis und die chronische Cholangitis, die sich durch immer wiederkehrende Attacken akuter Cholangitis (Ikterus, Fieber, Schüttelfrost) kundgibt.

Unbegreiflich ist mir, daß Pel „bei der infektiösen Cholangitis und der sog. Febris intermittens hepatica betreffs der Indikation der operativen Therapie stets noch im Zweifel" ist. Seine Resultate der internen Therapie sind „nicht schlecht genug, um eine operative Therapie per se zu empfehlen, und seine operativen Resultate sind nicht schlecht genug, um von der Operation per se abzuraten". Meine Erfahrungen gehen dahin, daß genug leichte und mittelschwere Cholangitisfälle noch von ganz allein (ohne Kalomel und Salicyl) zurückgehen, daß aber für die schwerere Form nur die Operation in Betracht kommt. Ein Schüttelfrost mit Fieberanstieg veranlaßt mich noch nicht, zum Messer zu greifen, aber eine Wiederholung desselben, sich steigernder Ikterus, wachsende Appetitlosigkeit mit zunehmendem Kräfteverfall sind für mich eine Indikation zur Operation. Ich habe dann durch die Drainage des D. hepaticus mit gleichzeitiger Ektomie in den allermeisten Fällen gerade glänzende Erfolge erzielt. Doch kommt alles darauf an, daß man die Operation nicht erst dann vornimmt, wenn die Widerstandsfähigkeit des Organismus völlig erschöpft ist. Wenn Pel die bei der Cholangitis in Frage kommenden operativen Probleme als die „allerschwierigsten" bezeichnet, die ihm zur Lösung vorgelegt werden können, so möchte ich ihm erwidern, daß mir keine operative Indikation so leicht fällt, wie die der Febris hepatica intermittens.

Ebenfalls absolut indiziert ist die Operation beim akuten und chronischen Empyem der Gallenblase, das übrigens in 50 Proz. ohne Fieber verläuft und nicht selten auch ohne Kolik einhergeht. An die Stelle der kolikartigen Anfälle tritt ein nörgelnder Druck von chronischer Dauer. Dieser Druck macht den Kranken mit der Zeit „mürbe" und nervös und ist durch eine bimanuelle Untersuchung fast stets nachzuweisen. Ein Tumor der Gallenblase fehlt oft und Ikterus ist kaum in 10 Proz. der Fälle vorhanden.

Chronische Cholangitis und Empyem der Gallenblase sind für mich absolute operative Indikationen: hier dränge ich auf die Operation. In den Fällen der relativen Indikation (Schmerzen, durch Verwachsungen, Hydrops der Gallenblase bedingt) überlasse ich die Entscheidung, ob Operation oder Karlsbad, ganz dem Ermessen der Kranken.

Darüber habe ich mich in meiner „Praxis" so ausführlich ausgesprochen, daß es genügt, auf das dort Gesagte zu verweisen. Daselbst habe ich auch die Streitfrage der unterschiedslosen Frühoperation in allen Fällen der Cholelithiasis beantwortet und darauf hingewiesen, daß die Frühoperation weder „theoretisch gerechtfertigt noch praktisch durchführbar ist": Die Ektomie — und nur diese kommt in Betracht — gibt eine Mortalität von 2—3 Proz. (bei sehr geübten Chirurgen, bei ungeübten 6—10 Proz.). Ein solcher Prozentsatz ist für eine Präventivoperation zu hoch. Wäre die Cystostomie eine dauernd heilende Operation, so hätte ich gegen die Frühoperation nichts einzuwenden. Aber sie gibt genug Schleim- und Gallenfisteln und, da das Organ erhalten bleibt, zu immer wiederkehrender Stauung und Infektion Veranlassung Deshalb kann ich den Standpunkt Mayos und Moynihans, die für die Cystostomie als Frühoperation eingetreten sind, nicht teilen.

Der Unterschied in der Sterblichkeit, die der Ektomie, frühzeitig angewendet, und der Ektomie plus Hepaticusdrainage, nicht zu spät ausgeführt, folgt, beträgt nur 1 Proz. Es genügt also die Operation zur rechten Zeit.

Dazu kommt, daß die Durchführung der Frühoperation an dem Widerstand der Kranken und der meisten Ärzte und an dem Erfolg einer verständigen diätetisch-balneologischen Kur scheitert.

Also Frühoperation beim Empyem der Gallenblase und der chronischen Cholangitis und rechtzeitige Operation bei den Fällen chronischer Cholecystitis, die durch eine Karlsbader Kur nicht beeinflußt werden. Diese Forderung löst die Streitfrage, wann die Operation ausgeführt werden soll, am allerbesten.

Während bis vor kurzem zwischen Internen und Chirurgen völlige Einigkeit darin bestand, daß der akute Choledochusverschluß zunächst abwartend behandelt werden soll, hat Heidenhain in dieser Frage mit der Forderung möglichst frühzeitiger Operation auch beim akuten Choledochusverschluß einen Streit begonnen, der nur dazu beitragen kann, die schon bestehenden Gegensätze zwischen Internen und Chirurgen zu verschärfen.

Genaueres darüber bitte ich in der Chirurgie der Gallenwege in der Neuen deutschen Chirurgie auf S. 362 und in meiner „Praxis der Gallenwegechirurgie" Bd. II, S. 214, nachzulesen; hier will ich nur bemerken, daß Heidenhain die Operation fordert, „wenn nicht innerhalb längstens einer Woche der Ikterus unter vollkommener Erholung des Kranken geschwunden ist und aus den übrigen Umständen eine Gewißheit zu entnehmen ist, daß kein Stein im Choledochus zurückgeblieben ist".

Diese Indikationsstellung ist viel zu weitgehend. Beim akuten Choledochusverschluß braucht man nur ganz ausnahmsweise frühzeitig zu operieren, nämlich dann, wenn Fieber, Schüttelfröste auf eine schwere Infektion hindeuten, der Allgemeinzustand sich verschlechtert, Appetitlosigkeit und Erbrechen sich einstellen.

Bei geduldigem Abwarten löst sich meist der akute Choledochusverschluß, indem schließlich doch noch Steinabgang — manchmal erst nach 3—4 Wochen — eintritt. Ich sehe sehr viele akute Cholodochusverschlüsse und rate stets fast zum Abwarten.

Die interne Medizin hat der Chirurgie schon manches Gebiet abgetreten. Aber den akuten Choledochusverschluß mag sie behalten, denn die Operation bleibt hier die Ausnahme, die Regel ist der Abgang der Steine und die Beseitigung der Cholangitis auf normalem Wege.

Heidenhain tut der Entwicklung der Gallenwegechirurgie mit seinem Vorschlag keinen Gefallen: er macht die Gegner des Messers noch „renitenter" und bringt den Kranken, der sich nach seinen Ratschlägen frühzeitig operieren läßt, in eine Gefahr, in die er nicht gekommen wäre, wenn er die Operation abgelehnt hätte. Denn diese ist technisch nicht leicht, wenn auch die Infektionsgefahr für das Peritoneum gleich Null ist. Läßt man den akuten Verschluß in den chronischen übergehen, so wird die Operation technisch leichter und die Chancen des Durchkommens für den Kranken immer besser.

Ich bin dafür, daß der akute Choledochusverschluß bis auf die oben erwähnten Ausnahmefälle dem Internen verbleibt.

Ich will hier nicht weiter auf meine Indikationsstellung eingehen, möchte aber zu dem Streit, der im Hinblick auf die Kontraindikationen Chirurgen und Interne voneinander trennt, noch einiges sagen.

1. Wenn ich bei einem 70 jähr. Kranken eine Cholangitis festgestellt und zur Operation geraten habe, so fragt mich gewöhnlich der behandelnde Arzt: „Ist der Kranke nicht zu alt zum Operieren?" Darauf erwidere ich ihm: „Ich habe eine ganze Reihe (mehr wie 20) Kranke operiert, die über 70 Jahre alt waren und fast immer einen guten Erfolg gehabt, wenn ein gutartiges Leiden vorlag." Bei absoluter Indikation (Empyem, Cholangitis) ist die Operation bei alten Leuten ebenso nötig, wie bei jungen, nur bei den Fällen der relativen Indikation soll man die Operation einschränken.

2. Starker Ikterus ist für viele Ärzte eine operative Kontraindikation, für mich eine absolute Indikation. Ich spreche hier natürlich nicht von dem funktionellen Ikterus, der jede Operation verbietet, sondern nur von den Fällen des mechanischen Ikterus. Es ist ja richtig, daß stärkerer Ikterus in den meisten Fällen beim Carcinom der Gallenwege vorkommt, bei dem unsere operativen Erfolge so schlecht sind, daß man es keinem Arzt verdenken kann, wenn er nicht zur Operation drängt. Aber er kommt auch vor bei der chronischen Pankreatitis und dem Stein in der Papilla Vateri. Lehnen wir die Operation bei starkem Ikterus ab, so gehen eben viele Menschen zugrunde, denen wir leicht durch einen chirurgischen Eingriff helfen konnten. Deshalb operiere ich immer bei starkem Ikterus, in der Hoffnung, statt des Carcinoms die gutartige Pankreatitis chronica zu finden.

3. Während des Anfalls ist eine Operation kontraindiziert, ist ein Einwurf, den ich oft höre. Man stellt sich vor, daß im freien Intervall die Operation mit geringeren Gefahren für das Peritoneum verknüpft und eine Vermeidung der Peritonitis sicherer erreicht wird. Darauf muß ich erwidern, daß eine Peritonitis heutzutage überhaupt nicht mehr vorkommt resp. vorkommen sollte. Ich operiere im Anfall oder außerhalb desselben und habe bei meinem Berliner Material (in 3 Jahren ca. 550 Operationen) nur ein einziges Mal eine Peritonitis gesehen. In vielen Fällen muß man gerade im Anfall operieren, z. B. bei der gangränösen Cholecystitis, in anderen Fällen haben wir den Anfall abklingen lassen, gewöhnlich mit dem Erfolg, daß dann der Patient, weil er die Schmerzen los ist, sich nicht mehr zur Operation entschließen kann. Bei chronischer Cholangitis suche ich mir ein schmerz- und fieberfreies Intervall zur Operation aus, aber

nicht selten kommt es vor, daß gerade an dem Morgen des Tages, auf den ich die Operation angesetzt habe, ein Schüttelfrost und Temperaturerhöhung eintritt. Ich habe nicht gemerkt, daß meine Erfolge in solchen Fällen schlechter waren wie in den anderen, bei denen ich in einer fieberfreien Zeit operierte. Da wir heutzutage womöglich immer ektomieren und in vielen Fällen den Choledochus incidieren und drainieren, wobei eine Tamponade absolut notwendig ist, ist die Infektionsgefahr des Peritoneums gleich Null und wir brauchen deshalb keineswegs zu warten, bis der Anfall abgeklungen ist. Wenn die Herztätigkeit während des Anfalls schlecht ist, wird man selbstverständlich bessere Zeiten abwarten. Sehr häufig begegne ich auch der „vorläufigen" Ablehnung der Operation durch den Hausarzt mit der Begründung: „Ich bin auch für die Operation, aber ich will den Kranken erst dazu durch eine diätetische Kur kräftigen." Dabei kommt meist nur das Eine heraus, daß der Kranke immer schwächer wird und schließlich die Operation nicht übersteht. Ich meine: **die beste Erholung ist eine baldige Operation; das ewige Abwarten ist meist mit größeren Gefahren verknüpft als das sofortige Operieren.**

4. Noch häufiger heißt es: „Das Herz ist für eine Operation zu schwach." Leider stimmt das oft genug, weil die chronische Infektion das Herz sehr angreift. Deshalb mein Rat, bei beginnender Herzalteration mit dem operativen Eingriff nicht zu warten.

5. Bei Ascites soll man nicht operieren — ist ein allgemein gültiger Ratschlag. Aber kommt nicht auch bei chronischer Cholangitis und beginnender biliärer Cirrhose Ascites vor? Ich operiere auch bei Ascites, wenn ich nur die geringste Hoffnung habe, daß dieser nicht auf einem carcinomatösen Leiden beruht.

Ich könnte noch über manchen anderen strittigen Punkt in der Indikationsstellung zum operativen Eingriff schreiben, doch will ich es bei diesen fünf Punkten bewenden lassen.

Eine Streitfrage, die zu allen Zeiten lebhaft erörtert wurde, ist die nach dem Zusammenhang zwischen Steinen und Krebs der Gallenblase.

Man hat bisher fast allgemein angenommen, daß der Krebs die Folge eines Steinreizes sei. Männer wie Zenker, Marchand, Schüppel, Janowsky, Naunyn und Courvoisier sind für diese Annahme eingetreten.

Aschoff hingegen, sicher der beste Kenner der pathologischen Anatomie der Cholelithiasis, ist anderer Meinung und schließt sich Frerichs, Lancereaux, Förster, Cornil und Ranvier, Morin an, die die Ansicht vertreten, daß der Krebs das Primäre sei und erst sekundär zur Steinbildung führe.

Wer in dieser Streitfrage recht hat, ist schwer zu entscheiden. Wie ich in allem, was mit der pathologischen Anatomie der Cholelithiasis zu tun hat, ganz auf Aschoff eingeschworen bin, möchte ich mich auch in dieser Frage auf seine Seite stellen.

Ich werde in einer demnächst erscheinenden Arbeit in den Ergebnissen der Chirurgie und Orthopädie über die gut- und bösartigen Geschwülste der Gallenwege die Frage des Zusammenhangs zwischen Cholelithiasis und Krebs ausführlich erörtern und beschränke mich hier auf einige Bemerkungen.

1. Über die Häufigkeit des Gallenblasenkrebses schwanken die Angaben außerordentlich. Schröder meint, daß 14 Proz. der Gallensteinkranken, Riedel, daß 9 Proz., und ich, daß höchstens 1—2 Proz. derselben vom Krebs ergriffen werden.

Nach den Sektionen der pathologischen Institute in Basel, Kiel und Helsingfors kamen auf 12 000 Sektionen 19 Krebse der Gallenblase = 0,15 Proz.

Von 2520 im Baseler Institut Sezierten haten 255 Gallensteine, 7 davon einen Krebs = 2,7 Proz. Peters (Kiel) fand bei 1818 männlichen Leichen 55 mal Gallensteine = 3 Proz.; bei 1777 weiblichen Leichen 106 mal Gallensteine = 9 Proz. Dabei waren 6 Carcinome = 3,75 Proz. der Gallensteine.

Das ist indes Krankenhausmaterial. Wenn man aber bedenkt, wieviel Gallensteinkranke der Privatpraxis nicht seziert werden, die niemals von ihren Steinen etwas gemerkt haben, so dürfte die Schlußfolgerung, daß der wahre Prozentsatz viel niedriger liegt, gerechtfertigt sein. Rechnet man die Gallensteinträger mit, so kommt nach meiner Berechnung nur ein Prozentsatz von 0,08 heraus.

Der Krebs kann sich lange Zeit völlig latent verhalten, schließlich tritt er einmal doch aus der Latenz heraus und macht Erscheinungen. Wenn also die Angabe Riedels richtig ist, daß von den 2 000 000 Gallensteinträgern im Deutschen Reich nur 100 000 Beschwerden bekommen, so bleiben 1 900 000 von Beschwerden und demnach auch von Krebs frei. Von den 100 000 Gallensteinkranken treten nach einzelnen oder wiederholten Koliken noch 80 000 in das Stadium der Latenz zurück. 20 000 müßten operiert werden. Aber bei der Abneigung vieler Ärzte und der meisten Kranken vor der Operation wird höchstens der 10. Teil operiert = 2000. Ich habe bei dieser Zahl von Operationen, die ich in 25 jähriger Praxis ausgeführt habe, in 180 Fällen Krebse der Leber, Gallengänge, des Pankreas angetroffen, dabei aber auch die secundären Formen mitgerechnet. Die Zahl der primären Gallenblasenkrebse, auf die ich stieß, berechne ich auf ca. 70.

Bei 38 primären Gallenblasenkrebsen habe ich operiert. Es kamen also auf 2000 Operationen 38 Gallenblasenkrebse = 1,9 Proz., das wären auf 20 000 Operationen, die eigentlich ausgeführt werden müßten, 10 mal mehr = 380. Also kommen auf 100 000 = 1900 und auf 1 900 000 Gallensteinträger kein Carcinomkranker, in Summa also auf 2 Millionen Gallensteine nur 1900, auf 1 Million = 950, auf 100 000 = 95 auf 10 000 = 9,5, auf 1000 = 0,9 auf 100 = 0,09 Carcinomkranke.

Das wäre nach meiner Berechnung der wahre Prozentsatz des Carcinoms, wenn man nicht nur die Gallensteinkranken, sondern auch die Gallensteinträger im Auge hat.

Ich nehme den Vorwurf Thöles, daß solche Zahlen „willkürlich" sind als völlig gerechtfertigt entgegen. Soll ich doch nach seinen Angaben in einer früheren Arbeit den Prozentsatz der Carcinome nur auf 0,0001 angegeben haben. Ich habe nach dieser Angabe gesucht, sie aber nicht gefunden. Für die demnächst erscheinende Arbeit über die Neubildungen der Gallenwege in den Ergebnissen der Chirurgie und Orthopädie habe ich den Prozentsatz der Carcinome bei Steinkranken und Steinträger auf 0,003 angegeben.

Es schwanken also meine Angaben zwischen 0,0001, 0,003 und 0,09 Proz. und Thöle hat demnach Recht, wenn er von „willkürlichen" Zahlen spricht. Jedenfalls bin ich immer noch weit unter 1 Proz. geblieben und bin überzeugt, daß 14 Proz. (Schröter) und 9 Proz. (Riedel) viel zu hoch gegriffen sind.

Mehr wie 1 bis 2 Proz. der Gallensteinkranken werden jedenfalls nicht vom Carcinom ergriffen.

2. Wenn diese Angabe richtig ist, so leuchtet es ein, daß ich es nicht für gerechtfertigt halte, die unterschiedslose Frühoperation aller Fälle von Cholelithiasis als dasjenige Mittel zu proklamieren, das am besten eine Herabsetzung der Carcinomgefahren herbeiführen soll. Man bedenke nur folgendes: Auch dem geübtesten Gallensteinchirurgen sterben immer noch 2 bis 3 Proz. der unkomplizierten Fälle. Wenn wir die 2 Proz. Carcinomfälle retten wollen, so müßten wir unterschiedslos alle Fälle operieren, auch die latenten, da bekanntlich das Carcinom lange Zeit symptomlos getragen wird. Wir operieren demnach von 100 98 ohne Indikation, um die 2 Carcinomkranken zu retten. Diese überstehen vielleicht die Operation und werden gesund. Aber von den übrigen 98 sterben 3, die ohne Operation vielleicht noch viele Jahrzehnte gelebt hätten. Wir opfern 3, um 2 gesund zu machen. Einer derartigen unlogischen Forderung können wir doch unmöglich beipflichten.

Ist also die prophylaktische Operation des Gallenblasencarcinoms weder theoretisch gerechtfertigt, noch auch praktisch durchführbar, so sollen wir wenigstens sofort eingreifen, wenn sich Symptome des Carcinoms bemerkbar machen.

Auch diese Forderung hat ihren Haken. Denn sobald sichere Symptome vorhanden sind und die Diagnose gestellt werden kann, ist eine Radikaloperation unmöglich. Fast alle Fälle, die bisher durch eine Operation geheilt wurden, waren Zufallsheilungen, d. h. man operierte wegen eines Empyems oder einer chronischen Cholecystitis, entfernte die Gallenblase, tamponierte und nähte die Bauchwunde und fand hinterher beim Aufschneiden des Präparats oder auch bei mikroskopischer Untersuchnng der schwieligen geschrumpften Gallenblase das Carcinom.

Macht das Carcinom keine Symptome, so hat der Kranke keinen Grund zum Arzt zu gehen und der Chirurg keinen Grund zur Operation. Macht das Carcinom Symptome, so kommt man mit der Operation immer zu spät.

Also haben wir überhaupt keine Gelegenheit, ein Carcinom operativ so anzugreifen, daß eine Radikalheilung in Aussicht steht?

Wenn wir warten, bis das Carcinom Symptome macht, ist allerdings nichts zu erhoffen; wenn wir aber die Cholelithiasis, resp. die Cholecystitis nicht zu lange abwartend behandeln, sondern jedes Empyem und jede nicht zur Latenz neigende chronische Cholecystitis beizeiten operieren, werden wir in diesem und jenem Fall mit der kranken Gallenblase zugleich ein Carcinom entfernen, das, weil es eben — und wenn auch nur durch Zufall — früh beseitigt wurde, so ausgerottet werden kann, daß eine Radikalheilung erreicht wird.

Es kommt also alles darauf an, das Empyem der Gallenblase und die chronische Cholecystitis zu diagnostizieren und mit dem Rat zur Operation in solchen Fällen nicht zurückzuhalten.

Aber leider wird 1. die Diagnose dieser Fälle sehr selten und 2. deshalb die operative Indikation ebenso selten gestellt.

Ich kann hier unmöglich die Diagnostik der chronischen Cholecystitis eingehend besprechen, sondern muß den Leser auf Band I meiner „Praxis" verweisen.

Den sonst von allen wissenschaftlichen Ärzten heilig gehaltenen Grundsatz: „Erst die Diagnose und dann die Behandlung" müssen wir beim Carcinom geradezu umdrehen und sagen: Erst die Behandlung und dann die Diagnose. Die Behandlung muß sich gegen die komplizierende Infektion der Gallenblase richten und wird, wenn auch in seltenen Fällen, zur Beseitigung des Carcinoms führen, wenn dieses, noch auf das Innere der Gallenblase beschränkt, weder die Leber noch die Drüsen in Lig. hepato-duodenale ergriffen hat.

Ist das der Fall, so nützt die einfache Ektomie gar nichts, und selbst eine umfangreiche Leberresektion mit Ausräumung aller Drüsen wird nur in Ausnahmefällen einen dauernden Erfolg erzielen.

Ich habe 350 Fälle gesammelt, bei denen wegen eines Carcinoms der Gallenblase operiert wurde und nur in 8 Fällen = 2,3 Proz. eine dauernde Heilung feststellen können. Ich selbst habe bei 38 Operationen nur einen Erfolg erzielt. Das sind überaus traurige Zahlen, die zu den sonst so glänzenden Resultaten der operativen Cholelithiasis-Behandlung in einem grellen Gegensatz stehen. 97 Proz. Erfolge beim Gallensteinleiden und 97 Proz. Mißerfolge beim Gallenblasencarcinom!

Wenn ich, wie ich bereits oben hervorhob, die wissenschaftlichen Ergebnisse der Arbeiten Aschoffs sehr hochachte und mich seiner Ansicht, daß der Steinbefund beim Carcinom der Gallenblase entweder nur zufälliger oder sekundärer Art ist, völlig anschließe, so möchte ich doch für die Praxis empfehlen, dem alten Glauben an den Zusammenhang zwischen Steinreiz und Carcinom treu zu bleiben. Jeder Arzt weiß, wie schwer sich ein Gallensteinkranker zur Operation entschließt, selbst in den Fällen, wo Interner und Chirurg in der Indikation völlig einig sind, wie z. B. beim Empyem der Gallenblase. Man redet und redet, und der Kranke sagt immer: Nein, keine Operation. In solchen Fällen, bei denen ich überzeugt bin, daß der Kranke ohne

Operation zugrunde geht, fahre ich das schwere Geschütz der Carcinomandrohung auf. Ich sage: „Lassen Sie sich operieren, sonst kommt womöglich noch ein Krebs dazu!" Ich sage zwar nicht, daß das nur in 2 Proz. vorkommt, denn würde ich das tun, wäre auch diese Drohung ohne Erfolg. Aber indem ich den Prozentsatz fortlasse, entschließt sich der Kranke viel leichter, als wenn man sagt, daß die Gallenblase platzen kann. Davor haben nur wenige Angst, weil sie zu selten davon hören, aber den Krebs der Leber kennt ein jeder und die Folge meiner Vorstellung ist gewöhnlich die Einwilligung in die Operation.

Auch der Arzt muß einmal seiner wissenschaftlichen Überzeugung „Konzessionen" machen, wenn er in der Praxis ein Ziel erreichen will, das ihm im Interesse seiner Kranken erstrebenswert erscheint.

Ich erwähnte bereits, daß Aschoff den Zusammenhang zwischen Steinreiz und Carcinombildung nicht anerkennen kann. Er führt aus, daß die meisten Carcinome im Fundus der Gallenblase entstehen. Hier aber liegen die Steine locker und reizen die Schleimhaut der Gallenblase nur wenig. Im Hals liegen sie fest, aber hier kommen Carcinome seltener vor. Aschoff ist geneigt, die im Fundus der Gallenblase in 3 Proz. beobachteten adenomatösen Einlagerungen, die er als angeborene Mißbildungen auffaßt, mit der Entstehung der Carcinome in Verbindung zu bringen, doch ist sein Material noch nicht groß genug, um Beweise für diese Annahme bringen zu können.

Jedenfalls glaubt er nicht an den Zusammenhang zwischen Carcinom und Steinbildung und deshalb halte ich die frühzeitige Entfernung der Steine für nicht geeignet, die Carcinomgefahr herabzusetzen.

Doch ist in dieser Frage noch lange nicht das letzte Wort gesprochen.

Ebensowenig ist die Streitfrage geklärt, ob eine Steinauflösung in der Gallenblase gelingt oder nicht. Auch darüber habe ich mich in meiner „Praxis" genügend ausgesprochen und möchte dem dort Gesagten hinzufügen, daß die Angaben von Hansemann von der Aschoffschen Schule sehr bekämpft werden.

Aoyama hat festgestellt, daß menschliche Gallensteine sich in der Gallenblase von Hunden, Katzen und Kaninchen auflösen; sie lösen sich aber auch in vitro in Affengalle auf, während sie, in menschlicher Galle aufbewahrt, wachsen.

Ich persönlich habe „in praxi" nur ein Mittel kennen gelernt, das die Steine auflöst. Das ist die Infektion. Unter der Einwirkung von Bakterien werden die Steine zu Schlamm. Aber diesen fürchte ich mehr wie kompakte Steine.

Schlamm im Choledochus finden wir besonders in jenen Fällen, in denen durch einen Durchbruch der schleim- oder eitergefüllten Gallenblase in den Darm eine Art Naturheilung eintritt. Ich habe sie mehr wie 100 mal autoptisch nachgewiesen. Aber diese Naturheilungen sind nicht selten unvollkommen: die Steine aus der Gallenblase werden ausgestoßen, die im Choledochus bleiben aber zurück. Durch eine vom Darm hochsteigende Infektion wird das Gallensystem infiziert, die Galle zersetzt sich, die Steine werden weich und zerfallen. Die Gänge füllen sich mit einem stinkenden Schlamm, und diesen wegzuschaffen ist schwieriger wie die Beseitigung fester und großer Steine. Ich muß auf Grund meiner Erfahrungen von allen Versuchen, eine Steinauflösung herbeizuführen, eindringlich warnen. Man erreicht keinen Abgang der Steine, wohl aber eine Verschlimmerung der Infektion mit tötlichem Ausgang.

Wir — Interne und Chirurgen — nehmen von pathologischen Anatomen nicht nur Belehrungen durch die Sektion und das Mikroskop an, sondern auch Hinweise in bezug auf die Therapie; aber diese Hinweise müssen sich mit den Erfahrungen des Praktikers decken. v. Hansemanns Mitteilungen stehen im Gegensatz zu den von mir gesammelten Erfahrungen, die Aschoffs stimmen mit den meinigen überein, und ich kann in der Steinauflösung keine Bereicherung unserer therapeutischen Maßnahmen finden.

Die Absicht, die Steine zur Auflösung zu bringen, setzt voraus, daß wir ihre Gegenwart überhaupt erkennen. Das führt uns zu der Streitfrage, ob es gelingt, die Diagnose auf Gallensteine zu stellen oder ob nur die Folgezustände derselben unserer Diagnose zugänglich sind. Nach meinen Erfahrungen ist nur das letztere möglich und — nötig. Und deshalb halte ich das Röntgenverfahren zur Feststellung der Gallensteine auch für überflüssig. Die radiären Cholesterinsteine geben auf der Platte keinen Schatten, die Kalksteine können dann und wann sichtbar gemacht werden. Aber Eiter und Bakterien auf die Platte zu bannen, gelingt auch den Röntgenstrahlen nicht. Und darauf kommt es allein an! Ob große oder kleine Steine vorliegen, kann uns gleichgültig sein, wir müssen die Art der Infektion und ihre Dauer richtig beurteilen lernen, dann werden wir auch die richtige Therapie herausfinden.

Für die Unterscheidung, ob die Schmerzen von einem Ulcus duodeni, pylori oder von pericholecystitischen Adhäsionen ausgehen, hat das Röntgenverfahren einigen Wert; für den Nachweis der Steine ist es zurzeit sehr wenig brauchbar.

Trotzdem in der neueren Zeit die Berichte über die Möglichkeit, Gallensteine, besonders die mit Kalk beladenen Steine, durch Röntgenstrahlen sichtbar zu machen, sich mehren, beharre ich doch auf der in meiner „Praxis" niedergelegten Anschauung, daß wir die Röntgenstrahlen für die Diagnostik der Cholelithiasis entbehren können. Denn wir sollen gar nicht die Steine diagnostizieren, sondern die Entzündung. Gelänge es, die Steine leicht durch die Röntgenstrahlen auf die Platte zu bannen, so würde ein indikationsloses Operieren sondergleichen über die Kranken hereinbrechen und mehr Schaden als Nutzen anrichten. Wo der Röntgennachweis der Steine — nämlich der Cholesterinsteine — zur Verhütung eintretender Infektion einen Sinn hätte, gelingt er nicht; wo er gelingt, nämlich bei Kalksteinen, sind genug anderweitige Anzeichen vorhanden, welche die Diagnose Cholelithiasis, resp. Cholecystitis und Cholangitis ermöglichen.

Mehreres trägt dazu bei, daß Gallensteine so schwer oder gar nicht röntgenologisch darstellbar sind. Die Hauptgründe sind: die chemische Zusammensetzung der Konkremente und die ungünstige Lage der unter der Leber versteckt liegenden Gallenblase.

Wenn Cholesterin, das infolge seines niedrigen spezifischen Gewichtes ein geringes Absorptionsvermögen für Röntgenlicht besitzt, die Hauptmasse der Steine ausmacht, so kommt noch nicht einmal der leichteste Schatten auf die Platte, eben deshalb nicht, weil das spezifische Gewicht von dem der umgebenden Weichteile kaum different ist. Denkbar wäre, wie Faulhaber bemerkt, der Nachweis solcher Konkremente auch dann, wenn es gelänge, ein spezifisch sehr leichtes Medium, z. B. Gas, in die Umgebung der Steine, also in die Gallenblase zu bringen, in ähnlicher Weise, wie wir durch Sauerstoffinsufflation die Gelenkknorpel und weiche Gelenkkörper feststellen können. In der Tat hat man in jüngster Zeit vorgeschlagen, den Magen mit Brausepulver aufzublähen und den Patienten dann die linke Seitenlage einnehmen zu lassen. Die gasgedehnte und nach rechts oben gedrängte Pars pylorica würde dann in die Strahlenrichtung der Gallenblase kommen.

Von Wichtigkeit ist, daß die Expositionszeit ganz kurz ist und die Aufnahme in Atmungsstillstand geschieht (Pfahler). Um die Leberschatten möglichst zu eliminieren, müssen wir die Strahlen tangential zur unteren Leberfläche passieren lassen (Lagerung nach Karl Beck).

Ich habe in der „Chirurgie der Gallenwege" bis zum Juli 1913 die verschiedenen Ansichten der Autoren über die Bedeutung der Röntgenstrahlen zusammengetragen, füge zur Ergänzung des dort Gesagten noch hinzu, was kürzlich Case, Jangeas und Thurstan Holland über den Wert der Röntgenstrahlen in der Diagnostik der Cholelithiasis gemeldet haben.

Case weist darauf hin, daß es sehr wohl möglich ist, Gallensteine in der Blase und den Gängen auf einem Röntgenbild zur Darstellung zu bringen; daß man sie früher nicht gesehen hat, liegt daran, daß die Technik der Aufnahmen sich jetzt bedeutend gebessert hat, aber auch daran, daß man nicht der Steine geachtet hat, da man von der Anschauung ausging, einige Steine könnten ihrer chemischen Zusammensetzung nach keinen Schatten geben. Dies ist aber nicht richtig, da alle Steine Cholesterin, Pigment und Kalk enthalten. Die Differentialdiagnose gegen Nierensteine, Kalkablagerungen in den Rippenknorpeln oder der Niere sowie gegen verkäste Lymphknoten kann Schwierigkeiten machen. Die Aufnahme erfolgt am besten dorso-ventral. Man muß Aufblähung des Rectums und des Magens, Verabreichung von Wismutbrei zur Hilfe nehmen, um zu einer sicheren Diagnose zu gelangen.

Case ist übrigens im Irrtum, wenn er behauptet, daß alle Steine Kalk enthalten: ihm scheinen die Feststellungen Aschoffs und Bacmeisters unbekannt geblieben zu sein.

Jangeas gibt zu, daß die Röntgenuntersuchung für die Diagnose der Cholelithiasis auch in der Hand der Erfahrenen nur Unsicheres leistet; gleichwohl sollte sie zur Vervollständigung der übrigen klinischen Untersuchung stets ausgeführt werden.

Thurstan-Holland weist auf die Schwierigkeiten der Röntgenuntersuchung hin, weil Verwechslungen mit Schatten von verkalkten Drüsen und Nierensteinen möglich sind. Nach der Lage allein läßt sich ein Nierensteinschatten nicht von dem eines Gallensteins unterscheiden, ebensowenig der einer verkalkten Drüse.

Die Drüsenschatten sind meistens unscharf konturiert, sie verändern ihre Art bei Lageveränderungen des ganzen Körpers, die Schatten von Nierensteinen haben scharfe Konturen und sind unbeweglich, die von Gallensteinen sind scharf und an der Peripherie dichter als im Zentrum, sie unterscheiden sich dadurch von dem einer verkalkten Drüse, der gerade umgekehrt im Zentrum seine größte Dichtigkeit hat.

Ich kann nur mitteilen, daß sehr viele Kranke in meine Sprechstunde Röntgenplatten mitbringen. Auf vielen davon zeigt ein Pfeil auf den angenommenen Gallenstein. Ich sehe meist gar nichts, und es gehört eine gute Portion Phantasie dazu, wenn man die Flecken und Schatten als Gallensteine erkennen soll. Aber selbst wenn wir mit den Röntgenstrahlen die Gallensteine nachweisen könnten, so würde doch mein schon oft erteilter Rat immer wieder lauten: **Lassen wir die Steine in Ruhe, wenn sie selbst sich ruhig verhalten, rücken wir ihnen dann nur zu Leibe, wenn eine eintretende Infektion sie aufscheucht und wenn diese Infektion von vornherein sehr schwer auftritt oder durch interne Kuren nicht zu beeinflussen ist.** Es kommt auch deshalb gar nicht auf die Steine an, weil die Erfahrung lehrt, daß in 10 bis 20 Proz. schwere Entzündungen auch ohne Steine eintreten. Der Stein gibt immer nur die Veranlassung zur Infektion, die eigentliche Ursache ist im Bacterium coli oder Bacillus typhi zu suchen. Gegen die Entzündung resp. Infektion allein müssen sich unsere Maßnahmen richten.

Deshalb halte ich eben die Diagnose „Steine" für überflüssig. Gewiß gelingt sie in einer Reihe von Fällen, wenn die Steine mit den Faeces abgehen, ausgebrochen oder ausgehustet werden oder aus äußeren Bauchdeckenfisteln zum Vorschein kommen. Aber mit der Diagnose Steine ist nur das Produkt und das Symptom einer Krankheit erkannt, die Hauptsache ist die Diagnose der Krankheit, die der Steinbildung zugrunde liegt, und das ist die Stauung und Infektion der Gallenwege. Es fällt doch keinem Arzt ein, eine Diagnose zu stellen wie Kotstein in der Appendix coeci, sondern er diagnostiziert die Appendicitis; so muß es auch bei der Cholelithiasis sein. Die Diagnose darf nicht lauten: Stein in der Gallenblase, sondern Cholecystitis, nicht Stein im Choledochus, sondern Cholangitis. Stellen wir diese Diagnosen, so wissen wir auch, ob wir mit der Operation abwarten können oder nicht.

Was die differentielle Diagnostik der Cholelithiasis anlangt, so habe ich die meisten Schwierigkeiten bei der Unterscheidung des Ulcus duodeni von der chronischen Cholecystitis gehabt. Auch in dieser Beziehung gehen meine Ansichten von denen Moynihans sehr auseinander (siehe „Praxis". Band II. S. 272). Nach meinen Erfahrungen ist die Diagnose Ulcus duodeni entweder sehr leicht oder sehr schwer, ja unmöglich. Ein Zwischending gibt es nicht. Die Diagnose kann so leicht sein, daß sie oft der Kranke selbst stellt. Aber wenn der Hungerschmerz, der, nebenbei bemerkt, bei fast jedem dritten Gallensteinkranken vorkommt, fehlt, Blutungen ausbleiben, die Anfälle nicht ihre „Periodizität" aufweisen, dann halte ich die Diagnose für außerordentlich schwer. Ich habe Fälle gesehen, bei denen anerkannte Magen- und Darmspezialisten mit Bestimmtheit die Diagnose auf ein Ulcus duodeni stellten (es bestand Hyperacidität, Hypermotilität, die Untersuchung auf okkulte Blutungen ergab ein positives Resultat!), ausgezeichnete Röntgenologen die Diagnose durch ihren Befund nur bestätigen konnten — ich habe das Duodenum weit aufgeschnitten, inspiziert, palpiert und keine Spur eines Ulcus gefunden. Von der Pericholecystitis adhaesiva und der Cholecystitis in schrumpfender Gallenblase ein Ulcus duodeni zu trennen, ist gerade eine diagnostische Heldentat. Ich kann jedenfalls denen nicht zustimmen, die meinen, die Diagnose Ulcus duodeni sei leicht; ich halte sie für schwer. Leicht ist sie nur in den typischen Fällen, bei denen, wie ich schon oben sagte, die Diagnose auch der Laie stellen kann und der diagnostische Scharfsinn des Arztes gar nicht nötig ist. Kommt es aber zu Verwachsungen mit der Gallenblase — und diese sind ein häufiger Befund — so reicht der Scharfsinn auch des erfahrensten Arztes nicht aus, die sichere Diagnose zu stellen. „Vermutungsdiagnosen" kann man immer stellen und man kann auch leicht eine Verdickung der Duodenalwand sich und den Zuschauern suggerieren; aber die sichere Erkenntnis eines wirklich vorhandenen Ulcus gelingt uns ebenso selten, wie wir das bestimmte Vorhandensein von Gallensteinen feststellen können.

Ich habe selten in meinen Krankengeschichten in die Rubrik Diagnose geschrieben: Ulcus duodeni; meist war zu lesen: Chronische Cholecystitis oder Pericholecystitis oder Ulcus duodeni.

Es wird heutzutage mit dem Ulcus duodenale, das zu einer richtigen Modekrankheit auszuarten droht, ein schrecklicher Unfug getrieben. Kranke, bei denen der ganze Verlauf nur für ein auf das Gallensystem beschränktes Leiden spricht, bringen Röntgenplatten in die Sprechstunde mit, damit ich mein Urteil abgeben soll, ob nicht vielleicht doch ein Ulcus duodenale vorliegen könnte. Ich operierte jüngst eine Patientin, bei der ich schon vor 6 Jahren ein Cholecystitis chronica diagnostizierte und zur Operation geraten hatte. Sie konnte sich, da nur eine relative Indikation vorlag, damals nicht zur Operation entschließen. Sie kam im Dezember 1913 wieder zu mir, weil sie jetzt dauernde Schmerzen hatte. Ich riet zur Operation, da ich jetzt eine deutlich große, etwas schmerzhafte Gallenblase fühlte. Aber, wie das hier in Berlin einmal Usus ist, sie frug erst noch einen zweiten Chirurgen um Rat. Der dachte wie der Hausarzt der Kranken, an ein „Ulcus duodenale". Der Anamnese war aber dafür nicht der geringste Anhaltspunkt zu entnehmen. — Ich bin sehr vorsichtig in meinen Diagnosen und man findet in meinen Krankenprotokollen oft die Bemerkung: „Diagnose unsicher. Es kommen in Betracht: chronische Cholecystitis, Pericholecystitis, Adhäsionen, Ulcus duodenale, Appendicitis larvata, Pankreatitis chronica." Aber in dem soeben erwähnten Falle an ein Ulcus duodeni zu denken, lag, wie gesagt, auch nicht der geringste Anhaltspunkt vor. Nicht nur die Frauen huldigen der Mode, sondern auch sonst sehr kritische Chirurgen machen der Mode „Ulcus duodenale" ihre „Konzessionen".

Daß das Ulcus duodeni ein gefährliches Leiden, jedenfalls gefährlicher als der Ulcus ventriculi ist, wird allgemein zugegeben. Ewald behauptet, daß 50 Proz. bei interner Behandlung ausheilen, nach Perry und Shaw verlaufen ca. 60 Proz bis zur erfolgenden Perforation fast symptomlos. Diese tritt in 30 bis 40 Proz. aller Duodenalulcera ein.

Ob diese Angaben richtig sind, entzieht sich meiner Beurteilung. Für mich aber steht fest, daß die einfache Gastroenterostomie nicht immer einen vollen Erfolg verspricht. Wir müssen unbedingt den Pylorus ausschalten. Alle Umschnürungen mit Fäden und Fascienstreifen, Netz und Lig. teres sind unsicher, die einzig sichere Methode ist die Pylorusausschaltung nach v. Eiselsberg oder die Duodenalresektion mit nachfolgendem Billroth II. Beide Operationsmethoden gaben aber eine Mortalität von 10 bis 15 Proz., die in Anbetracht des Umstandes, daß das Ulcus spontan ausheilen oder mit geringen Beschwerden ein langes Leben getragen werden kann, sehr hoch erscheint. Deshalb soll man nur operieren, wenn Gefahr im Verzug ist (Perforation, Blutungen), oder das Leben durch die dauernden Beschwerden nicht mehr lebenswert erscheint. In beiden Fällen soll man dann auch radikal operieren.

Zu bemerken ist noch, daß bei der Pylorusausschaltung nach v. Eiselsberg weitere Blutungen nicht immer vermieden werden. Das erreicht man nur durch die Excision des Ulcus, die aber nur bei dem Pylorus nahen Geschwüren möglich ist.

Wie Moynihan für die Cholelithiasis, so fordert er auch für das Duodenalulcus die möglichst frühzeitige Operation, ehe Blutungen und schwerere Komplikationen auftreten.

Ich würde mich ihm sofort anschließen, 1. wenn die Diagnose wirklich so leicht wäre, wie das Moynihan schildert und 2. wenn die Gastroenterostomie mit Übernähung des Ulcus eine Heilung schaffte. Aber die Diagnose ist schwer, oft unmöglich und die Gastroenterostomie genügt nur in wenigen Fällen. Deshalb kann ich wie bei der Cholelithiasis auch beim Ulcus duodeni den radikalen Standpunkt Moynihans nicht gutheißen und operiere nur aus den oben angegebenen Indikationen.

Wer von den Schwierigkeiten der Diagnostik des Ulcus duodeni einen guten Begriff bekommen will, der vergleiche die beiden Veröffentlichungen August Biers in der Deutschen med. Wochenschr. 1912, Nr. 17 und 18 und 1913, Nr. 51 miteinander. Zwar sagt Bier am Schlusse seiner letzten Arbeit, daß er die Diagnose des Ulcus duodeni keineswegs für schwierig halte, aus den vorhergehenden Erörterungen möchte man aber auf das Gegenteil schließen.

Jedenfalls ist die Diagnose des Ulcus duodeni nicht so leicht, wie man aus Moynihans Arbeiten entnehmen könnte. Trotzdem bleibt sein Verdienst ungeschmälert bestehen, die Aufmerksamkeit der deutschen Chirurgen auf das Ulcus duodeni gelenkt zu haben. Wir haben uns durch seine Anregung diagnostisch und operativ mit dem Ulcus duodenale mehr und mehr beschäftigt, haben durch kritische Nachprüfungen feststellen können, daß nicht alles stimmt, was Moynihan zur Diagnose des Ulcus duodeni anführt, und daß in vielen Fällen die einfache Gastroenterostomie, wie sie Moynihan ausführt, nicht ausreicht. Ich bin überzeugt, daß wir bei fortschreitender Erfahrung mehr und mehr die großen Schwierigkeiten der Diagnosenstellung einsehen werden und bei der Unsicherheit der einfachen Gastroenterostomie und der nicht geringen Gefährlichkeit der Pylorusausschaltung in der Behandlung des Ulcus duodeni einen immer mehr zurückhaltenden Standpunkt einnehmen werden. **Es wird dem Ulcus duodeni genau so ergehen wie der Cholelithiasis!** —

Mehr als Streit und Zwist, ich möchte fast sagen, eine **heillose Verwirrung** herrscht in der Frage des Rezidivs nach Gallensteinoperationen im ärztlichen und Laienpublikum. Den Rezidiven wird eine Häufigkeit zugeschrieben, die wir sonst nur noch nach Carcinomoperationen zu beobachten pflegen. Freilich ist richtig, daß die Cystendyse und Cystostomie nicht selten von echten Rezidiven (Wiederwachsen der Steine) gefolgt sind. Es sind erst wenige Jahre her, daß die „Berufenen" der Gallenwegechirurgie eingesehen haben, daß diese beiden Operationsmethoden im Hinblick auf die Dauererfolge sehr **unzuverlässig** sind. Deshalb sind wir mehr und mehr zur Ektomie übergegangen. Erhält man die Gallenblase, so können sich in ihr immer wieder neue Infektionen und neue Steine bilden (Aschoff). Ist die Gallenblase entfernt, so ist ein Rezidiv nur noch möglich in den Gallengängen, dem D. cysticus und D. choledocho-hepaticus. Den ersteren können, ja müssen wir im Anschluß an die Ektomie entfernen, den letzteren nicht. **Ich habe noch niemals ein echtes Rezidiv im D. choledochus beobachtet, sofern sich dieser bei der Ektomie als steinfrei erwies.** Aber wir lassen, wenn wir den Choledochus nicht aufschneiden, in mindestens 20 Proz. der Fälle Steine im D. choledochus zurück, weil diese weder klinische Erscheinungen (Ikterus, Kolik, Fieber) machen, noch auch durch Palpation und Sondierung vom Cysticusquerschnitt aus festgestellt werden können.

Wymann Whittemore (Surgery of the litiasi passages, Boston med. and surg. journal. 169. 1913. Nr. 16) berichtet über 595 operierte Fälle, bei denen 262 mal cystostomiert und 86 mal ektomiert wurde. Die Cystostomie ergab in 24 Proz., die Ektomie nur in 5,6 Proz. Rezidive. Whittemore ist deshalb mehr und mehr zur Ektomie übergegangen.

Aber die Ektomie allein genügt auch nicht immer, selbst wenn wir vom Cysticusstumpf aus Sonden und Konzangen in den Choledochus einführen: wir müssen den Gang aufschneiden, das Duodenum mobilisieren und auch dann, wenn wir glauben, alle Steine entfernt zu haben, den Gang so drainieren, daß wir noch nachträglich Steine und Steintrümmer aus den Gängen herausspülen können. Dazu gehört aber eine richtige Drainage und eine ausgiebige Tamponade um das Rohr herum.

In den letzten Monaten habe ich in einigen Fällen, bei denen mir das Freisein des retroduodenalen Teiles des Choledochus nicht gesichert erschien, nach transduodenaler Choledochotomie die „Choledochusfege" vorgenommen.

Ich bin weit davon entfernt, behaupten zu wollen, daß die von mir eingeführte Verbindung der Ektomie und Drainage der tiefen Gallengänge in allen Fällen vor dem Wiederwachsen der Steine schützt. Gerade heute, wo ich dies schreibe, habe ich einen Mann untersucht, der wegen eines Rezidivs 9 Monate nach der ersten Operation meine Hilfe wieder aufsuchte*). Ich operierte damals wegen einer schweren Cholangitis (Fieber, Schüttelfröste, Ikterus), fand einen festen Stein im D. hepaticus, vier weiche im Choledochus und drainierte, weil die Galle mit Eiterflocken und Schotter vermischt, aus den tiefen Gallengängen abfloß. Nach Entfernung des Rohrs und der Tamponade holte ich noch Steintrümmer heraus. 3 Monate ging es dem Kranken ausgezeichnet. Dann bekam er wieder eine Kolik mit Fieber und Schüttelfrost. Wieder trat eine Pause vom 4 Monaten ein. Jetzt seit 6 Wochen alle 4 bis 5 Tage neue Attacken. Es ist mir klar, daß ich bei der ersten Operation Steine übersehen habe, daß also die Operation nicht gründlich genug war. Sie kann es nicht immer sein, wenn die Kranken mit der Operation allzulange warten. Die Gallengänge erweitern sich, in den Buchten bleiben Steine zurück und führen zu neuen Infektionen und neuen Anfällen. Die einzige Möglichkeit, in solchen Fällen ein Rezidiv zu vermeiden, ist der Rat zu baldiger Operation. Man mag bei der auf die Gallenblase beschränkten Entzündung wochen- und monatelang warten, bei der Cholangitis soll man schon nach dem zweiten Anfall operieren, ehe sich der Gang erweitert und die Entfernung aller Steine unmöglich macht. Es ist keine „Bosheit" von mir, wenn ich behaupte, daß die Internen an den Rezidiven viel mehr schuld sind wie die Chirurgen. Gewiß gibt es Operateure, die durch die Cystendyse und Choledochotomie mit Naht die Rezidive geradezu „züchten", aber wer ektomiert und den weit aufgeschnittenen Choledochus drainiert, der bekommt nur in Ausnahmefällen ein Rezidiv.

Steine, die hoch im Hepaticus stecken, können wir nicht immer sofort entfernen, und weiche im retroduodenalen Teil des Choledochus sich verbergende Steine sind selbst nach Ablösung des Duodenums nicht immer zugänglich. Für solche Fälle ist die Anastomose zwischen Duodenum und Choledochus auch nur ein dürftiger Notbehelf.

Die Chirurgie ist, so großartig ihre Erfolge sind, nicht immer imstande, eine vollständige Entfernung der Steine zu gewährleisten, auch wenn ein Operateur das Messer führt, das er schon mehr als 2000 mal im Kampf gegen die Cholelithiasis verwendet hat. Nur dadurch, daß der Arzt den Cholangitiskranken beizeiten dem Chirurgen überantwortet, sind derartige Choledochusrezidive aus der Welt zu schaffen.

Gegenüber den „echten" Rezidiven treten die „unechten" (Hernien, Adhäsionen) völlig in den Hintergrund. Freilich können solche nachteilige Folgen den Patienten derartig quälen, daß er bestimmt an das Wiederwachsen der Steine glaubt; aber die Hernien sind bei guter

---

*) Der Kranke ist inzwischen (Januar 1914) zum zweitenmal operiert worden. Im Choledochus fand sich Schotter und ein weicher Stein. Daneben Cholangitis. Der Fall ist in Heilung begriffen.

Technik große Seltenheiten und kommen nur in 3 bis 5 Proz. vor, und die Adhäsionsbeschwerden lassen mit der Zeit nach und geben nur in seltenen Fällen zu einer Relaparotomie Veranlassung.

Bemerken will ich noch, daß sehr viele Rezidive sowohl vom Arzt wie vom Kranken ganz mit Unrecht auf die Operation bezogen werden. Jede Magenverstimmung, jede Obstipation, jede vom Pankreas oder der Appendix coeci nach der Gallenoperation ausgehende Entzündung wird auf das Konto der wiedergewachsenen Gallensteine geschoben. Wenn auch vom Kranken nicht verlangt werden kann, daß er eine objektive Kritik an den neu auftretenden Beschwerden übt, so kann man doch vom wissenschaftlichen Arzt fordern, daß er genau den Ursachen der geschilderten Beschwerden nachgeht. Tut er das, so wird er in den meisten Fällen nachweisen können, daß die „neue Kolik" mit der „alten Operation" gar nichts zu tun hat.

Ich will mich über die Rezidivfrage nicht weiter äußern; sie ist, wie die Indikation zur Operation nur durch das gemeinschaftliche, einmütige Zusammengehen des Internen und Chirurgen zu stellen ist, nur so zu lösen, daß auch nach der Operation sich beide zu gemeinschaftlichem Handeln vereinigen. Der Interne muß sich mit dem Chirurgen, der die Operation ausgeführt hat, in Verbindung setzen, mit ihm noch einmal die Operationsgeschichte durchsprechen; dann werden sie ergründen, ob die neuen Beschwerden „echte" oder „unechte" Rezidive sind und wie — und das ist für den Kranken die Hauptsache — ihnen abzuhelfen ist. Streit und Zank sind eben nur dadurch zu beseitigen, daß man sich verträgt, daß man sich ausspricht, sich verstehen lernt und aufeinander Rücksicht nimmt. Aber das geschieht oft genug nicht: der Operierte behält sein Rezidiv und hält andere ab, die Hilfe des Chirurgen aufzusuchen.

Es wird heute erfreulicherweise immer mehr Sitte, daß die Internen, die ihre Kranken dem Chirurgen überweisen, sich zur Operation einladen lassen, damit sie ihre Diagnose- und Indikationsstellung kontrollieren und den Untersuchungsbefund mit dem Operationsbefund vergleichen können.

Bei solchen Gelegenheiten wird mancher festgestellt haben, daß die Galle nicht nur in der Gallenblase, sondern auch in den Gallengängen in eine wasserklare Flüssigkeit umgewandelt ist, so daß man von „weißer Galle" reden kann.

Schon Langenbuch kannte die weiße Galle, ich habe mehr wie ein Dutzend Mal in meinen Krankengeschichten von ihr gesprochen, und jüngst haben Kausch, Brunner, John Berg, Bertog Arbeiten über den Hydrops des Gallensystems geschrieben.

Brunner zieht die Möglichkeit der Rückstauung von Pankreassekret bei tiefsitzendem Choledochusverschluß, Jaboulay die Entfärbung der Galle durch Carcinomsekret in Betracht.

Die Entstehung des Hydrops der Gallenblase hat man sich folgendermaßen erklärt.

Eine entzündliche Attacke von Cholecystitis führt zu einer festen Einklemmung eines Steins im Hals der Gallenblase. Die Infektion erlischt, die zur Zeit der Steineinklemmung in der Gallenblase befindliche Galle wird durch Resorption des Gallenfarbstoffs und durch Beimengung des von den Schleimdrüsen gelieferten Sekrets wasserklar.

Dieselben Vorgänge beobachtet man, wenn ein Stein sich fest in der Papilla Vateri einkeilt, oder ein Carcinom das duodenale Ende des Choledochus verschließt. Es fließt kein Tropfen Galle in den Darm. Die im Augenblick der Verschließung der Papille in den Gallengängen und in der Gallenblase befindliche Galle wird hell durch Resorption des Gallenfarbstoffs. Die unter Druck im Gallensystem stehende Flüssigkeit verhindert die Leberzellen an der weiteren Ausscheidung der Galle in die Gallengänge. Die Schleimdrüsen der Gallengänge sezernieren ihr Sekret in die Gallengänge und tragen dazu bei, daß die Galle immer heller und heller wird.

Sobald das Hindernis im Choledochus behoben wird, werden die Leberzellen sofort entlastet und man kann oft schon einige Stunden nach der Operation feststellen, daß die weiße Galle zur gelben wird.

Manchmal dauert das tagelang, weil die Leberzellen sich nicht sofort erholen und ihre Funktionen erst nach Tagen aufnehmen.

Bemerken will ich noch, daß auch beim sog. akuten Choledochusverschluß schon wenige Tage nach der Einklemmung die Galle ihren Farbstoff verlieren kann: dann handelt es sich aber nicht um einen wasserklaren Hydrops, sondern um eine getrübte Flüssigkeit, um eitriges Sekret.

Es ist bemerkenswert, daß von den Autoren (Kausch, Brunner, John Berg, Bertog), die in der letzten Zeit über die Entstehung der „weißen Galle" geschrieben haben, jeder einzelne eine besondere Erklärung abgegeben hat. Es würde zu weit führen, wenn ich hier in eine Kritik der verschiedenen Theorien eintreten wollte, ich möchte nur bemerken, daß mir die Erklärung Bertogs die am meisten annehmbare erscheint.

Bertog stellt auf Grund seiner Untersuchungen als Bedingung für das Zustandekommen der sog. weißen Galle folgende Sätze auf:

I. Der Choledochusverschluß muß absolut und dauernd sein. In den meisten Fällen wird dies durch einen Tumor bewirkt, es kann aber auch infolge Steinverschlusses eintreten, wenn der vollständige Verschluß lange genug anhält.
II. Die Zeit vom Eintritt des Verschlusses bis zum Auftreten der sog. weißen Galle ist wechselnd. Der Abschluß muß aber so lange bestehen, daß nach völliger Verlegung des Lumen des Choledochus alle in den Gallengängen befindliche Galle zur Resorption gelangen kann.
III. Der Druck in den Gallengängen muß so hoch sein, daß er den Lebersekretionsdruck überwiegt.
IV. Der Überdruck in den Gallengängen und die Erweiterung derselben wird durch Behinderung des Gallenabflusses auf normalem Wege geschaffen.
V. Eine Hypersekretion der Gallengangsschleimhaut braucht nicht vorhanden zu sein, sondern es werden die vorher erweiterten Gallengänge, in welche wegen des darin bestehenden Überdrucks die in der Leber produzierte Galle nicht hineinströmen kann, mit Schleimhautsekret angefüllt.
VI. Die Gallensekretion der Leberzellen nimmt allmählich ab infolge der allgemeinen Gallenstauung in den Gallengängen.

Weitere Untersuchungen sind nötig, um das Wesen der weißen Galle zu ergründen. Auf die Bedeutung derselben für die Auswahl der Operationsmethoden gehe ich hier nicht ein, da solche Betrachtungen nur für den Operateur von Interesse sind. —

Noch einer Streitfrage muß ich am Schluß dieser Arbeit gedenken, die in den letzten Monaten die Gemüter sehr erregt hat, sie betrifft die Peritonitis ex cholelithiasi mit und ohne Perforation.

Man hat nämlich Fälle von „galliger Peritonitis" gefunden, bei denen es nicht gelang, das „Loch" in der Gallenblase oder in den Gallengängen nachzuweisen, und hat deshalb angenommen, daß es auch ohne Perforation auf dem Wege der „Filtration" zur Bauchfellentzündung kommen kann.

Clairmont und von Haberer, Schievelbein, Finsterer, Riedel, Doberauer, Hugel, Madlener, Sven Johansson, Salager und Roques, Wolff haben über solche Fälle berichtet.

Auch ich habe solche Beobachtungen gemacht und angenommen, daß die Infektion der Bauchhöhle durch die Luschkaschen Gänge vermittelt wird. Diese reichen bei der serös-eitrigen Cholecystitis oft bis an die Serosa der Gallenblase und können als „mikroskopische Perforation" sehr wohl den Bakterien Eintritt zur Bauchhöhle gewähren.

Nauwerck und Lübke sind der Ansicht, daß die bisherigen Beobachtungen noch nicht den Beweis erbracht haben, daß es eine gallige Peritonitis ohne Perforation gibt. Der Riß in der Gallenblase kann sehr rasch wieder heilen, so daß sein Nachweis bei der Operation selbst ganz unmöglich ist; selbst bei der Sektion ist es nicht ganz leicht, die alte Rißstelle durch Anfüllen der Gallenblase mit Wasser zu finden. Erst eine genaue mikroskopische Untersuchung der Gallenblase kann die Entscheidung bringen. Die Verhältnisse liegen hier genau so, wie bei den von Nauwerck und Karillon beobachteten Rupturen subseröser Gallengänge der Leber bei Gallenstauung.

Weitere Arbeiten über die gallige Peritonitis stammen von Sick und Fraenkel.

Die Autoren halten es auf Grund ihres und des Nauwerck-Lübkeschen Falles für nötig, mikroskopische Serienschnitte anzulegen, da nur solche einen Aufschluß über totale und incomplette Wandrisse der Gallenblase geben können; die makroskopische Betrachtung lasse die Perforation nicht immer erkennen.

Auch Robert Vogel ist der Meinung, daß die gallige Peritonitis ohne Perforation doch eine Perforationsperitonitis sei. In einem seiner Fälle wurde eine Ruptur eines ektatischen Leberganges an der unteren Fläche des atrophischen linken Leberlappens gefunden. Übrigens konnte Vogel die Annahme Clairmonts und Haberers, daß nach der Unterbindung des D. choledochus eine Filtration der Galle ohne Perforation einträte, nicht bestätigen.

Über 3 Fälle von galliger Peritonitis ohne Perforation berichtet Robert Lesk in der Geneeskundig Tijdschr. vor Nederlandsch-Indie, Bd. 53. (Einiges über Erkrankungen der Gallenwege und Leber.)

Die Fälle betrafen einen 30jährigen Neger, einen 35jährigen Javaner und einen 30jährigen Maleyer. In den beiden ersten Fällen wurde die Cystostomie mit Cysticusdrainage ausgeführt. Da die Gallenblase nicht exstirpiert wurde, bleibt es zweifelhaft, ob nicht doch irgendwo im Gallensystem eine kleine Perforation vorlag. Lesk nimmt an, daß es sich in „diesen Fällen um eine enterogen-ascendierende Koliinfektion der Gallenwege handelte, die zur Infektion der Leber und zu pathologischen Veränderungen der Gallenwegwandungen führte, wodurch schließlich durch Lockerung der Zellgefüge eine Filtration von Galle und Bakterien stattfand".

Lesk nimmt auch an, daß eine gallige Peritonitis durch Filtration durch die geschädigte Wand der obersten Dünndarmpartien zustande kommen kann, wofür er ein Beispiel anführt, das mir aber keineswegs beweisend erscheint.

Die 3 Fälle von galliger Peritonitis, die Lesk beschreibt, gingen in Heilung über. Im letzten Falle wurde nur eine Enterostomie ausgeführt.

Die letzte Mitteilung über gallige Peritonitis ohne Perforation stammt von Favreul (Gaz. méd. de Nantes. 31. Nr. 9). Trotzdem bereits 48 Stunden nach Beginn der Erkrankung operiert wurde, kam es zum Exitus. Bei der Obduktion wurde eine chronische Pankreatitis, aber keine Perforation der Gallenwege gefunden. Favreul unterscheidet 2 Formen der galligen Peritonitis: eine akute, die rasch verläuft und meist zum Tode führt, und eine subakute Form, die mit reichlicher Exsudatbildung einhergeht und günstig verläuft, wenn rechtzeitig operiert wird. Favreul nimmt einen Filtrationsprozeß der Galle durch die Gallenblasenwandungen an und empfiehlt die Ektomie.

Drei Arbeiten über gallige Peritonitis sind noch während der Drucklegung dieser Arbeit erschienen, resp. Referate derselben (Zentralbl. f. d. ges. Chir. 4. Heft 3. S. 156, und Zentralbl. f. Chir. 1913. Nr. 3. S. 116) mir zu Gesicht gekommen: ich meine die Arbeiten von Brugnatelli, Soelling und Askanazy. Der Vollständigkeit halber will ich ganz kurz über diese Arbeiten referieren.

An dem Fall Brugnatellis (Un caso di peritonite biliosa con versamente di bile nel peritoneo senza perforazione dell' apparoto biliare, Policlinico sez. med. Bd. 20. Nr. 12. 1913) handelte es sich um einen 26jährigen Mann, der einen Deichselstoß vor den Bauch erhielt. Er wird unter peritonitischen Erscheinungen in das Krankenhaus aufgenommen. In den nächsten Tagen deutliche Besserung, dann plötzliches Auftreten eines großen Exsudates in der Bauchhöhle, das zweimal durch Punktion entfernt wird und eine braune, Gallenfarbstoff enthaltene Flüssigkeit repräsentiert. 14 Tage nach der Verletzung Exitus. Die Obduktion ergab 6 l der genannten Flüssigkeit in der Bauchhöhle, fibrinöse Bauchfellentzündung, einzelne Blutextravasate und kleine Nekrosen in der Lebersubstanz, hämorrhagische Infiltration der Gallenblasenwand, aber weder in diesen noch in der Leber Rupturen. Brugnatelli erörtert im Anschluß an seinen Fall die von verschiedenen Autoren über die Ursache dieser Bauchfellentzündung angegebenen Meinungen. In allen bisher publizierten Fällen lag eine Stauung in den Gallenwegen zugrunde, zugleich wurden in einigen Fällen Wandveränderungen der Gallenblase angegeben. Brugnatelli hält die Entstehung einer galligen Flüssigkeitsansammlung im Bauche ohne Perforation der Gallenwege für noch nicht genügend geklärt. In dem von ihm beobachteten Falle wurde eine Stase in den Gallenwegen nicht angetroffen, gleichwohl glaubt er, daß sie, wenn auch nur vorübergehend (Spasmus), vorhanden war, und daß die Gallenflüssigkeit durch die geschädigte infiltrierte Gallenblasenwand hindurchgetreten ist.

M. Askanazy (Die Pathogenese der galligen Peritonitis ohne Perforation der Gallenwege und der Pigmentophilie der Nekrosen. Berliner klin. Wochenschr.

1913. Nr. 36) fand bei der Sektion eines 53 Jahre alten Mannes eine eitrige Peritonitis mit gallig gefärbtem Exsudat, ohne daß eine Perforation der Gallenwege festgestellt werden konnte.

Es gelang folgende Erklärung zu finden: Der Pat. hatte besonders tiefgehende Luschkasche Gänge, wohl infolge von Cholelithiasis, dazu gesellte sich ein infektiöser Kartarrh der Gallenwege, der sich auf den Luschkaschen Gang fortpflanzte. Nach Desquamierung des Epithels kam es zu einer phlegmonösen Infiltration, die sich entsprechend dem Sitze des Ganges zu einer retroperitonealen Phlegmone entwickelte. Mit dem entzündlichen Erguß ging die gallige Infiltration Hand in Hand, indem die Galle mit der die Bakterienwucherung begleitenden Exsudation durch die Gewebe diffundierte. Askanazy gelangt zu der Auffassung, daß drei Faktoren derartige Bauchfellentzündungen zu erklären vermögen, nämlich 1. Die Abkürzung des Transportweges der Galle von der Kanallichtung bis zum Peritoneum auf dem Wege der Luschkaschen Gänge bezw. Divertikel. 2. Die Richtung des Exsudatstromes gegen die peritoneale Oberfläche und 3. Gewebsnekrosen, die pigmentophil sind, Gallenfarbstoff an sich ziehen und dann weitergeben können.

Sölling (Ein Fall von Peritonitis mit gallenfarbiger Flüssigkeit in Peritoneum ohne Perforation der Gallenwege, Hospitalstidende 1913. Nr. 44) beschreibt den Fall eines 51jährigen Mannes mit Peritonitis, die von den Gallenwegen ausging. Eine Perforation der Gallenwege war nicht zu finden. Die Gallenblase, die Steine enthielt, wurde in die Bauchwand eingenäht (Cystostome), in der ausfließenden Galle fanden sich Streptokokken.

Der Streit, ob es eine gallige Peritonitis ohne Perforation gibt, oder ob immer eine — wenn auch nur mikroskopische — Perforation vorhanden sein müsse, hat für die Bedürfnisse des Praktikers einen sehr untergeordneten Wert. Die Hauptsache ist, daß der praktische Arzt die richtige Diagnose bald stellt und so früh wie möglich einen Chirurgen herbeiruft. Es ist ganz erstaunlich, wie oft die Diagnose: Perforationsperitonitis nicht gestellt wird. Weil anfangs der Puls gut und auch die Temperatur normal bleibt, legt man auf das Erbrechen und das Sistieren der Blähungen keinen großen Wert. „Der Patient wird sich den Magen verdorben haben oder hat nicht genügend auf den Stuhlgang geachtet": damit tröstet der Arzt die Angehörigen. Der Magen wird nicht ausgespült, weil diese Prozedur zu umständlich ist und den Kranken zu sehr anstrengen könnte. Eingießungen in den Darm erzielen einen Abgang der Blähungen, weil mit dem Wasser genug Luft eingepumpt wird.

Wird die Situation ernster, so denkt man an eine Darmabknickung durch Verwachsungen, die Diagnose Perforation wird erst gestellt, wenn der Patient collabiert und sein Aussehen auch den Laien überzeugt, daß „nichts mehr zu machen ist".

Daß die Perforationsperitonitis nicht immer richtig erkannt wird, liegt daran, daß — wenigstens im Anfang — Temperatursteigerung völlig fehlen kann. Auch der Puls kann gut bleiben. In der besseren Praxis besteht immer noch die Unsitte, daß viele Ärzte die Temperatur nur in der axilla und nicht im Rectum messen. Wie oft erlebe ich es, daß der Kollege, der mich konsultiert, auf meine Frage, ob Fieber da sei, antwortet: „Ich habe regelmäßig gemessen, aber die Temperatur ist nicht über $37{,}5^\circ$ C gestiegen." Wenn ich dann selbst eine Messung im Rektum vornehme, steigt das Thermometer bis auf

39° C. Bei der Perforation kann der Blutdruck derart sinken und die Hauttemperatur sich so abkühlen, daß Differenzen zwischen 1 bis 1,5° C nicht selten sind.

Bei allen entzündlichen Bauchaffektionen soll man rectal messen, das ist eine der wichtigsten Regeln, die leider noch viel zu selten befolgt wird.

Von der größten Wichtigkeit ist eine recht häufige Prüfung des Pulses: dieser ist ein besserer Gradmesser für die Art der Infektion als die Temperatur.

Dem kundigen Arzt gelingt es meist auch ohne Untersuchung des Abdomens, an dem Gesichtsausdruck und dem Allgemeineindruck des Kranken die Diagnose auf eine Perforationsperitonitis zu stellen.

Nebenbei möchte ich noch bemerken, daß die diffuse Peritonitis ex cholelithiasi ebenso selten vorkommt, wie das Carcinom der Gallenblase und kaum häufiger wie in 1 Proz. aller Cholelithiasisfälle beobachtet wird. Nach Williams kam sie bei 3180 ausgeführten Operationen am Gallensystem 29 mal vor = 0,90 Proz.

Bei dieser großen Seltenheit ist die prophylaktische Operation aller Fälle von Cholelithiasis zwecks Verhütung eines möglichen „Platzens" der Gallenblase ebenso unnötig, wie die Präservativoperation beim Carcinom der Gallenblase. Nur bei der gangranösen Cholecystitis ist die Frühoperation am Platze.

Cotte und Arnaud haben in einer fleißigen Arbeit: Traitement des perforations biliaires en plein peritoine in der Revue d. Chir. (10. März 1911) alles zusammengestellt, was bisher über dieses Thema geschrieben worden ist. Die französischen Autoren fanden nur 76 Fälle in der Literatur; davon wurden 34 geheilt, 42 starben. Das sind die Fälle von v. Arx, Baldwin, Brunner (2), Czerny, Delagénière, Erdmann, Fink, Hallet (2), Härtig (3), Hirschel (3), Hochenegg, Jaboulay, Jenckel, Kehr, König, Körte (7), Kümmell (6), Küster, Lecène, Maire, Martens, Marwedel, Meriwether, v. Mosetig-Moorhof, Narath, Neck, Newbolt, Noetzel, v. Nordmann (2), Riedel (4), Roersch, Routier, Schnitzler, Schönborn, Straetter Thiel, Torrance, Ullmann (2), Verral, Villard, Weigel. Weitere kasuistische Angaben finden sich in meiner Chirurgie der Gallenwege (Neue deutsche Chirurgie) und in meiner Praxis der Gallenwegechirurgie.

Selbstverständlich sind viel mehr wie 76 Operationen wegen perforativer Cholecystitis ausgeführt worden, doch werden nach alter Gewohnheit immer noch nur die guten Erfolge publiziert, während die schlechten verschwiegen werden.

Vom wissenschaftlichen Standpunkt ist die Frage, ob die sog. gallige Peritonitis doch eine perforative ist, gewiß recht interessant. Für die Praxis hat sie nur den einen Wert, daß sie den Arzt auf das Vorkommen dieser die Cholelithiasis komplizierenden Erkrankung hinweist und ihn veranlaßt, möglichst schnell die Diagnose Peritonitis zu stellen. Auf die schnelle Diagnose kommt alles an, denn ein chirurgischer Eingriff binnen der ersten 24 Stunden bringt fast stets

Heilung, während eine Operation nach Ablauf der ersten 24 Stunden selten von einem Erfolg begleitet ist.

Wie bei der Cholelithiasis selbst, so hängt bei der Peritonitis und Cholelithiasis das Wohl und Wehe von dem ab, der den Kranken zuerst sieht: das ist der Interne. Der Chirurg kommt erst in zweiter Linie an die Reihe und seine noch so ausgebildete Technik wird versagen, wenn er zu spät um Hilfe angegangen wird.

Mögen in Zukunft sich Interne und Chirurgen bei der Behandlung der Cholelithiasis häufiger zu gemeinschaftlichem Handeln verbinden, wie das bisher der Fall war. Dann wird von den vielen Streitfragen, die in dieser Arbeit berücksichtigt wurden, manche einer friedliche Lösung entgegengehen.

Besonders die Hauptstreitfrage: Operation oder Karlsbad? ist beim guten Willen auf beiden Seiten nach meiner Ansicht leicht zu beantworten; der Chirurg darf nicht in allzu annexionslustiger Weise die Frühoperation wie Moynihan und Mayo verlangen, sondern muß bescheidene Forderungen aufstellen, und der Interne soll diese bescheidenen Forderungen anerkennen und beim Empyem der Gallenblase, bei chronischer, einer internen Behandlung unzugänglicher Cholecystitis und Cholangitis den Kranken nicht zu spät zur Operation senden.

Aus einer solchen verständigen Arbeitsteilnng ziehen den größten Nutzen — unsere Kranken.

Ich habe im Beginn dieser Arbeit auf die großen Gegensätze hingewiesen, die zwischen Moynihan und mir — ich hüte mich zu sagen zwischen englischen und deutschen Chirurgen — in vielen wichtigen Punkten (Entstehung der Steine, Latenz der Cholelithiasis, Indikationsstellung, Therapie, Auswahl der Operationsmethoden) bestehen. Ich weiß in der Tat nicht, wie diese Gegensätze ausgeglichen werden können.

Ich betrachte es als einen Segen, daß die Kranken nicht auf den Lockruf einer frühzeitigen Operation hören und daß die meisten deutschen Chirurgen von der Cystostomie völlig zur Ektomie übergegangen sind.

Die technisch leichte und an und für sich sehr ungefährliche Cystostomie gibt keine Dauerresultate, diese sind nur von einer Ektomie zu erwarten. Aber diese ist keine ganz ungefährliche Operation — mit einer Mortalität von 2 Proz. müssen wir immer rechnen. Deshalb sollen wir rechte strikte Indikationen zur Operation aufstellen, damit wir bei eintretenden Todesfällen unser ärztliches Gewissen nicht allzusehr belasten. Lieber weniger operieren, aber wenn man einmal operiert, gründlich operieren!

Mit diesem schon oft ausgesprochenen Rat will ich meine Betrachtungen schließen.

Inhalt des III. Bandes.

IV u. 628 S. gr. 8°. Preis M. 18,—; in Halbleder gebunden M. 20,50.

Die Polyurien. Von Prof. Dr. S. Weber und Dr. O. Groß.
Herzmasse und Arbeit. Von Prof. Dr. J. Grober.
Die Indikationen der Karlsbader Kur bei den Erkrankungen der Leber und der Gallenwege. Von Dr. S. Lang.
Die kardiale Dyspnoe. Von Privatdozent Dr. V. Rubow.
Die Lumbalpunktion. Von Privatdozent Dr. Ed. Allard.
Physiologie und Pathologie des Fettstoffwechsels im Kindesalter. Von Dr. W. Freund.
Die Anämien im Kindesalter. Von Dr. Hermann Flesch.
Die Entstehung der Lebercirrhose nach experimentellen und klinischen Gesichtspunkten. Von Privatdozent Dr. F. Fischler.
Funktion und funktionelle Erkrankungen der Hypophyse. Von Dr. L. Borchardt.
Über die Störungen der Stimme und Sprache. Von Prof. Dr. Hermann Gutzmann.
Über Neurasthenie. Von Privatdozent Dr. Otto Veraguth.
Störungen der Synergie beider Herzkammern. Von Privatdozent Dr. Dimitri Pletnew.
Die biologische Bedeutung der Lipoidstoffe. Von Prof. Dr. Ivar Bang.
Kretinismus und Mongolismus. Von Professor Dr. Wilhelm Scholz.
Über die Anfänge der kindlichen Epilepsie. Von Dr. Walther Birk.
Autorenregister und Sachregister.

Inhalt des IV. Bandes.

IV u. 588 S. gr. 8°. Preis M. 23,—; in Halbleder gebunden M. 25,60.

Störungen der äußeren Atmung. Von Dr. Ludwig Hofbauer. (Mit 8 Abbildungen.)
Die vorzeitige Geschlechtsentwicklung. Von Dr. R. Neurath.
Entwicklung und gegenwärtiger Stand der Anschauungen über heredo-familiäre Nervonkrankheiten. Von Privatdozent Dr. Robert Bing. (Mit 3 Abbildungen.)
Die Tuberkulose der Säuglinge. Von Dr. Otto Aronade. (Mit 5 Abbildungen.)
Über Genickstarre. Von Professor Dr. F. Göppert. (Mit 7 Abbildungen.)
Die Choleraepidemie in St. Petersburg im Winter 1908/1909. Von Prof. Dr. N. Tschistowitsch. (Mit 2 Abbildungen.)
Beriberi oder Kakke. Von Professor Dr. Kinnosuke Miura. (Mit 4 Abbildungen.)
Die praktischen Ergebnisse der Serodiagnostik der Syphilis. Von Oberarzt Dr. Julius Citron. (Mit 3 Abbildungen.)
Die pathologische Anatomie der rachitischen Knochenerkrankung mit besonderer Berücksichtigung der Histologie und Pathogenese. Von Prof. Dr. G. Schmorl. (Mit 6 Taf.)
Die Röntgenuntersuchung des Magens und ihre diagnostischen Ergebnisse. Von Privatdozent Dr. G. Holzknecht und Dr. S. Jonas. (Mit 13 Textabbildungen und 2 Tafeln.)
Über Ursachen und Wirkungen der Fiebertemperatur. Von Privatdoz. Dr. H. Lüdke.
Die diätetische Behandlung der Nierenentzündungen. Von Dr. F. Widal, Professeur agrégé à la Faculté de Médecine de Paris, Membre de l'Académie de Médecine, Médecin de l'Hôpital Cochin, und Dr. A. Lemierre, Ancien Interne des Hôpitaux de Paris.
Physiologie des Magen-Darmkanales beim Säugling und älteren Kind. Nachtrag zu der Arbeit von A. Uffenheimer im II. Bande.
Autorenregister und Sachregister.

Inhalt des V. Bandes.

IV u. 555 S. gr. 8°. Preis M. 18,—; in Halbleder gebunden M. 20,50.

Die Mechanik der Herzklappenfehler. Von Privatdozent Dr. Ed. Stadler.
Über Lungenbrand. Von Oberarzt Dr. K. Kißling. (Mit 17 Textabbildungen und 2 Tafeln.)
Die Prognose der angeborenen Syphilis. Von Privatdozent Dr. Karl Hochsinger.
Die chronische Obstipation. Von Dr. Oscar Simon.
Die Biologie der Milch. Von Dr. J. Bauer. (Mit 1 Abbildung.)
Der „habituelle Icterus gravis" und verwandte Krankheiten beim Neugeborenen. Von Privatdozent Dr. W. Knoepfelmacher.
Ergebnisse und Probleme der Leukämieforschung. Von Privatdozent Dr. O. Naegeli.
Die klinischen Erscheinungsformen der motorischen Insuffizienz des Magens. Von A. Mathieu und Dr. J. Ch. Roux. (Mit 2 Abbildungen.)
Die Röteln. Von Dr. B. Schick. (Mit 7 Abb.)
Über infantilen Kernschwund. Von Privatdozent Dr. J. Zappert.
Über die Beziehungen der technischen und gewerblichen Gifte zum Nervensystem. Von Professor Dr. Heinrich Zangger.
Über Nephritis nach dem heutigen Stande der pathologisch-anatomischen Forschung. Von Privatdozent Dr. M. Löhlein.
Allergie. Von Professor Dr. C. Freiherr v. Pirquet. (Mit 30 Abbildungen.)
Autorenregister und Sachregister.

Inhalt des VI. Bandes.

IV u. 674 S. gr. 8°. Preis M. 22,—; in Halbleder gebunden M. 24,60.

Lungendehnung und Lungenemphysem. Von Professor Dr. N. Ph. Tendeloo. (Mit 9 Abb.)
Allgemeine Diagnose der Pankreaserkrankungen. Von Privatdozent Dr. Karl Glaeßner.
Die Frage der angeborenen und der hereditären Rachitis. Von Privatdozent Dr. Emil Wieland.
Warum bleibt das rachitische Knochengewebe unverkalkt? Von Dr. Friedrich Lehnerdt.
Die klinische Bedeutung der Eosinophilie. Von Privatdozent Dr. Carl Stäubli. (Mit 6 Textabbildungen und 1 Tafel.)
Chlorom. Von Dr. Heinrich Lehndorff.
Krankheiten des Jünglingsalters. Von Prof. Dr. F. Lommel.
Über den „Hospitalismus" der Säuglinge. Von Dr. Walther Freund. (Mit 14 Abb.)
Die Sommersterblichkeit der Säuglinge. Von Oberarzt Dr. Hans Rietschel. (Mit 25 Abb.)
Die chronische Gastritis, speziell die zur Achylie führende. Von Prof. Dr. Knud Faber.
Zur Differentialdiagnose pseudoleukämieartiger Krankheitsbilder im Kindesalter. Von Dr. Erich Benjamin.
Der Mongolismus. (Mit 23 Abb.)
Myxödem im Kindesalter. Von Prof. Dr. F. Siegert. (Mit 24 Abb.)
Autorenregister und Sachregister.

Inhalt der Bände VII bis X siehe Rückseite.

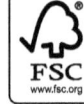

If you have any concerns about our products,
you can contact us on
ProductSafety@springernature.com

In case Publisher is established outside the EU,
the EU authorized representative is:
**Springer Nature Customer Service Center GmbH
Europaplatz 3, 69115 Heidelberg, Germany**

Printed by Libri Plureos GmbH
in Hamburg, Germany